Thorsten Tschirner

RÜCKENTRAINING

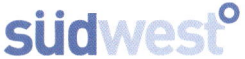

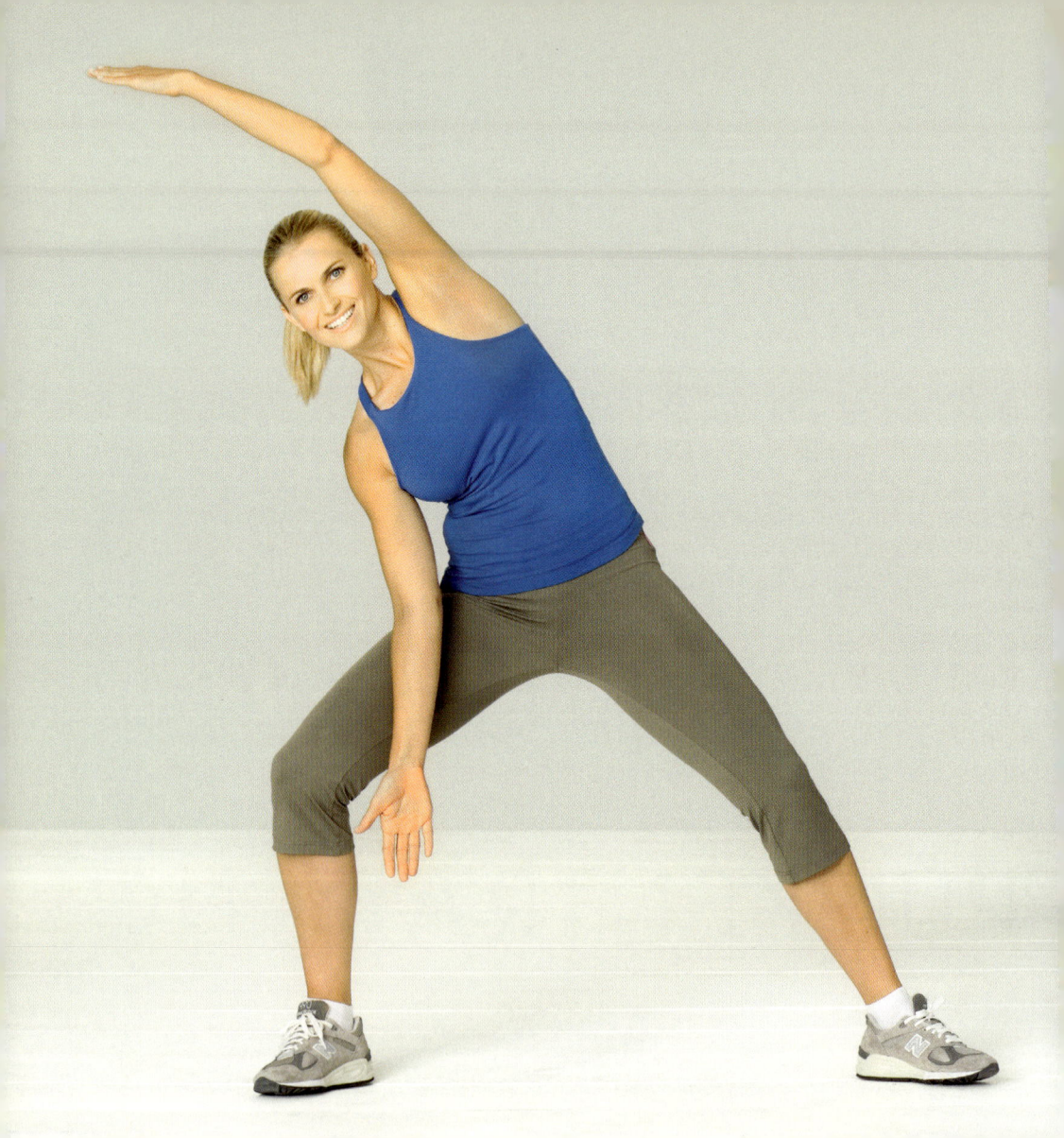

Inhalt

Einleitung 5
Werden Sie rückenfit 6
Die Wirbelsäule –
   ein Meisterwerk der Natur 7
So trainieren Sie richtig 8
Volle Kraft fürs Kreuz 10
Rumpf ist Trumpf 10
Muskeln in Balance 11

Die Übungen 13
Für den Oberkörper
Adler 14
Kraftzug 15
Vierfüßler 16
Rückenluxus 17
Backside 18
Schultern und Nacken
   entspannen 19
Brustöffner 20
Schraube 21

Für den Rumpf
Bauchstraff 22
Schräger Crunch 23
Crossmove 24
Käfer 25
Beckenheben 26
Diagonales Strecken 27
Rückenstrecker 28
Taillenformer 29
Knieheber 30
Powerstütz 31
Seitenstretch 32
Kniedreh 33

Für Beine und Po
Leglift 34
Beinkraft 35
Beckenlift 36
Hamstringstretch 37
Postretch 38
Bein- und Hüftstretch 39

Work-outs 41
Nie wieder Rückenschmerzen 42
Starke Muskeln – stabiles Rückgrat 43
Starker Rücken – gute Figur 44
Das Lifestyle-Programm – Quick & Easy 45
Bester Rückhalt 46
Volle Kraft fürs Kreuz 47

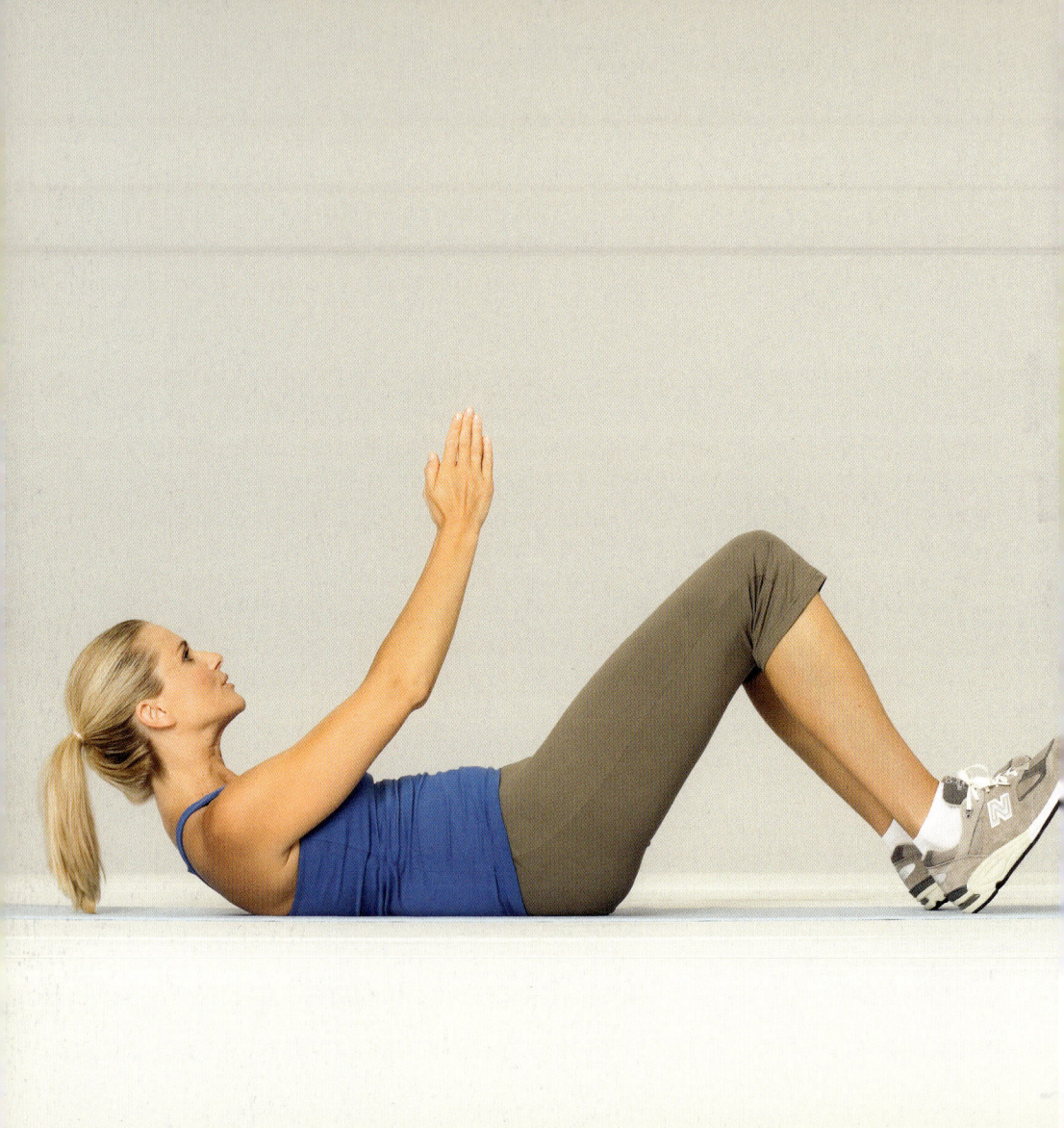

Einleitung

Unsere Wirbelsäule ist die perfekte Kombination aus Stabilität und Beweglichkeit. Schenken Sie den dazugehörigen Muskeln daher die Aufmerksamkeit, die sie verdienen. Gezielt trainierte Muskeln und eine große Beweglichkeit sind Garanten für einen fitten Rücken. Denn vorbeugen ist besser als leiden.

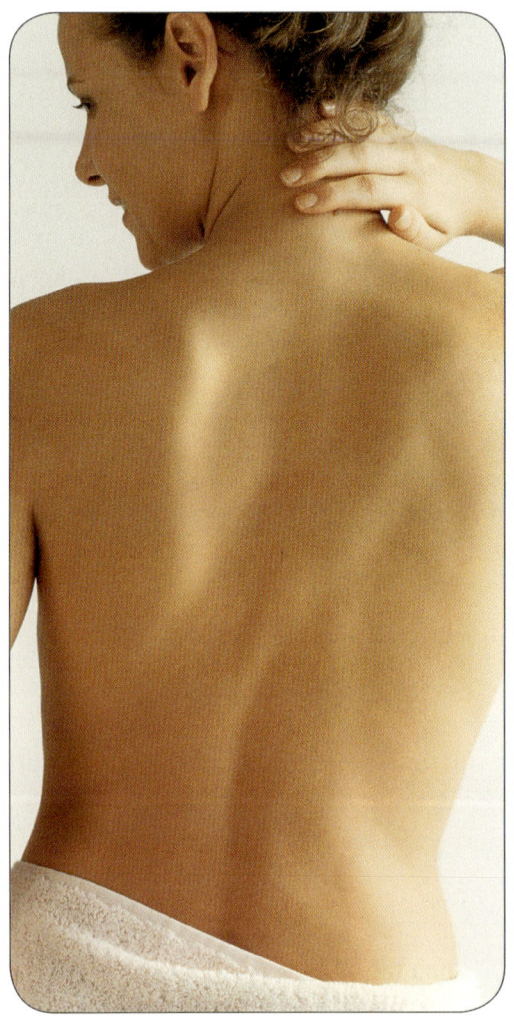

Werden Sie rückenfit

Heutzutage sind Probleme im Rücken nicht mehr nur eine Frage des Alters. Berufliche Situationen erfordern es, dass man mehr und mehr zum »Schreibtischtäter« wird und sich dadurch mit der Zeit Haltungsfehler einschleichen. Denn niemand denkt auf Dauer daran, während des Sitzens seinen Rücken stundenlang gerade zu halten oder die Sitzposition öfter einmal zu wechseln. Aber gerade deshalb sollte man sich, wenn man eine sitzende Tätigkeit ausübt, nach einem Arbeitstag bewusst werden, welche Folgen später auftreten können, wenn man nicht schon frühzeitig vorbeugt.

Eine Basis schaffen

Übernehmen Sie die Verantwortung für Ihren Körper. Mit den in diesem Buch vorgestellten Übungen entwickeln Sie eine solide Basis für eine gesunde Wirbelsäule.
Aber nicht nur das – Sie kräftigen neben dem Rücken auch Ihre Brust-, Bauch-, Bein- und Gesäßmuskulatur.
Mit diesem vielseitigen Work-out bleibt Ihre Rückseite schmerzfrei, Ihre Körperhaltung wird sich wesentlich verbessern, und Ihr Körper wird langfristig harmonischer und attraktiver aussehen.

7 Tipps für einen gesunden Rücken

1. Verändern Sie im Büro regelmäßig Ihre Sitzposition, zum Beispiel etwas weiter vor- oder zurückbeugen.
2. Legen Sie mindestens alle zwei Stunden eine Bewegungspause ein.
3. Beim Tragen das Gewicht gleichmäßig auf beide Seiten verteilen.
4. Beim Aufheben immer in die Knie gehen und den Gegenstand aus den Beinen heraus möglichst dicht am Körper hochheben. Dabei den Rücken gerade lassen.
5. Bei der Computerarbeit: Blicken Sie gerade auf Ihren Monitor; Kopf und Rücken bleiben in neutraler Position.
6. In Bus und Bahn ruhig öfter stehen – das trainiert Muskeln und Gleichgewichtssinn.
7. Richtig sitzen: Zwischen Ober- und Unterschenkel ist ein 90-Grad-Winkel.

Die Wirbelsäule – ein Meisterwerk der Natur

Die Wirbelsäule ist das Aktivitätszentrum unseres Körpers, eine superbewegliche Knochenkette aus 24 Wirbeln mit federnden Bandscheiben als Stoßdämpfer dazwischen.

- Die sieben sehr beweglichen Halswirbel werden durch Hals- und Schultermuskeln gestützt. Sie halten den Kopf aufrecht.
- Mit zwölf Wirbeln ist die Brustwirbelsäule der längste Abschnitt. Er wird durch die ansetzenden Rippen stabilisiert.
- Die fünf Lendenwirbel haben die stärksten und größten Wirbelkörper. Auf diesem Segment lastet zum Beispiel beim Heben oder Tragen der größte Druck.
- Die neun Wirbel des Kreuz- und Steißbeins bilden den abschließenden unbeweglichen Fortsatz.

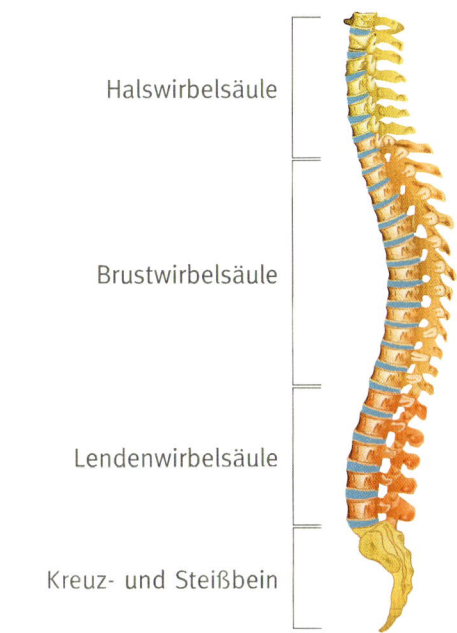

Halswirbelsäule

Brustwirbelsäule

Lendenwirbelsäule

Kreuz- und Steißbein

So trainieren Sie richtig

Ihr Erfolgsprogramm für den Rücken setzt sich aus den Top-Übungen für drei Körperbereiche zusammen:
- Oberkörper inklusive obere Rückenpartien
- Unterer Rücken und Bauchmuskulatur
- Beine und Gesäß

Zu jeder Übung ist alles Wichtige kurz und übersichtlich zusammengefasst. Des Weiteren haben Sie die Möglichkeit, mit der Variante für Einsteiger oder mit der anspruchsvolleren für Fortgeschrittene zu beginnen. Welche Sie wählen, hängt immer von Ihrem derzeitigen Fitnessstand ab. Seien Sie ehrlich zu sich selbst und über- oder unterschätzen Sie sich nicht. Wiederholen Sie einseitige Übungen auch stets auf der anderen Körperseite.

Der Trainingsaufbau

Aufwärmen und mobilisieren: Es ist wichtig, dass die Gelenke, Bänder und Sehnen mobilisiert und auf das bevorstehende Training vorbereitet werden. Kein Training beginnt deshalb ohne Aufwärmen. Gehen, joggen oder tanzen Sie 5 Minuten auf der Stelle – mit Musik macht's noch mehr Spaß.

Kräftigen: Wählen Sie mindestes zwei Übungen für jede Körperzone aus. Die Übergänge zwischen den Bereichen sind fließend. Orientieren Sie sich bei Ihrer Auswahl an Ihrem persönlichen Trainingsschwerpunkt.

Dehnen und entspannen: Stretching-Übungen mobilisieren Ihre Muskeln zusätzlich. Die Dehnung jeweils 15 bis 20 Sekunden lang halten. Abschließend einige Minuten entspannen und nachspüren.

> **Die Beckenkippung**
> Wenn von der Beckenkippung die Rede ist, denken die meisten Menschen, man müsste den Unterbauch nach vorn schieben. Aber genau das Gegenteil ist der Fall. Stellen Sie sich das Becken als eine Schüssel Wasser vor, die nach vorn ausgekippt wird. Das Steißbein zieht nach hinten, der Schambeinknochen neigt sich zum Boden.

Alles im Lot – so stehen Sie richtig

- Nehmen Sie einen neutralen aufrechten Stand ein. Die Füße sind hüftbreit geöffnet. Die Hälfte des Körpergewichts liegt auf den Fersen, die andere auf den Fußballen.
- Die Knie sind leicht gebeugt.
- Das Becken ist in Mittelstellung: halb aufgerichtet, halb nach vorn gekippt (s. Kasten).

So trainieren Sie richtig

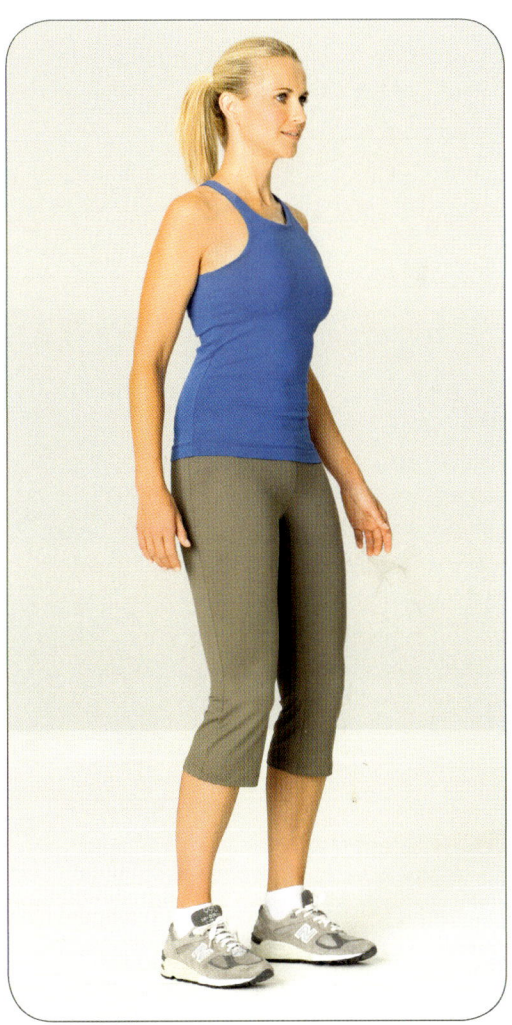

- Nehmen Sie nun die Schultern zurück, sodass sie sich auf einer Linie mit den Ohren befinden.
- Ihr Kopf ruht gerade zwischen den Schultern, der Blick ist nach vorn gerichtet. Ziehen Sie das Kinn leicht zurück, sodass Sie einen leichten Zug am Hinterkopf spüren. Stellen Sie sich vor, jemand zieht Sie an einem Faden, der in der Mitte Ihres Kopfes angebracht ist, nach oben.

Ihr Trainingsrhythmus

- Trainieren Sie kurz, aber regelmäßig. Gönnen Sie sich das Training 2 bis 3 Mal pro Woche.
- Investieren Sie an den übrigen Tagen nur ein paar Minuten – schon mit drei Übungen nach dem Aufstehen können Sie das neue Körpergefühl in Ihrem Alltag fest verankern.
- Beginnen Sie mit 1 bis 2 Sätzen, und steigern Sie sich später auf 3 Sätze (1 Satz = 1 Durchgang einer Übung). Zwischen den Sätzen legen Sie jeweils 30 bis 60 Sekunden Pause ein.
- Erwecken Sie Ihr Körpergefühl! Versuchen Sie aufmerksam gegenüber sich selbst zu sein und erspüren Sie Ungleichgewichte in Ihrem Körper.

- Atmen Sie in der Phase der Belastung ein und beim Entlasten aus. Bei Halteübungen stets gleichmäßig weiteratmen.
- Keine Eile! Alle Bewegungen langsam und gleichmäßig ausführen. Ein Satz mit 8 bis 12 Wiederholungen sollte bis zu 40 Sekunden dauern.
- Bitte keine Routine. Sobald Sie die Einstiegsvariante mühelos absolvieren, legen Sie einfach einen Schwierigkeitsgrad zu. Werden die Übungen variiert und schwieriger, steigen Konzentration, Power und die Fortschritte.
- Haben Sie die Möglichkeit, vor einem Spiegel zu trainieren? Tun Sie es! Denn es ist nicht immer alles gerade, was sich gerade anfühlt.
- Sie schaffen die angegebene Wiederholungszahl nicht? Kein Problem! Führen Sie die Übungen einfach aus, so oft es geht. Sie werden sich schnell steigern!
- Alles, was Sie für Ihr Rückentraining brauchen, ist eine Trainingsmatte und Ihr Körper.

> **Das A und O: regelmäßig trainieren**
> Bauen Sie die Übungen fest in Ihren Wochenablauf ein. Ideal ist es, wenn Sie immer zur selben Zeit und am selben Ort trainieren – beispielsweise gleich morgens nach dem Aufstehen.

Volle Kraft fürs Kreuz

Wer aufrecht durchs Leben gehen möchte, braucht ein starkes Rückgrat. Im übertragenen und im wörtlichen, körperlichen Sinn. Kräftigen Sie daher Ihre Muskeln, um ein Leben lang Haltung zu bewahren! Die vielen Muskeln im oberen Rücken arbeiten meistens zusammen. Mit nur wenigen Übungen können Sie so den gesamten Bereich kräftigen.

Die Übungen beginnen deshalb mit dem Training für den oberen Rücken. Denn dort befinden sich die Muskeln, die für eine aufrechte Haltung entscheidend sind. Zusätzlich werden die Brustmuskeln gedehnt. Den stabilisierenden Effekt werden Sie schnell merken. Ihr Oberkörper fühlt sich straffer an, Ihre Haltung wird aufrechter.

Rumpf ist Trumpf

Für einen gesunden und fitten Rücken brauchen Sie ein belastbares Muskelkorsett in der Körpermitte. Betrachten wir unseren Körper von außen, sehen wir nur die großen Muskelstränge. Nicht sichtbar sind hingegen die tief liegenden Muskeln, die die einzelnen Wirbel mit den restlichen Segmenten der Wirbelsäule verbinden. Die auf den Seiten 22–33 ausgewählten Übungen trainieren deshalb speziell diese Muskeln, die Ihnen einen starken Rücken garantieren: Bauch- und Rückenmuskeln arbeiten zusammen und bilden als Antagonisten (Gegenspieler) ein perfektes Stützkorsett. Zusätzlich werden die tief liegenden Rückenmuskeln gekräftigt. Sie halten die Wirbelsäule im Lot und garantieren größtmögliche Beweglichkeit.

führen, dass Ihr Becken zu weit nach vorn kippt. Die Folge: Die Bandscheiben werden zu stark belastet, und es kommt zu Schmerzen im Lendenwirbelbereich. Wichtig ist daher, hier eine starke und elastische Basis zu schaffen, die automatisch den Rücken stabilisiert und beweglicher macht.

Daher gilt: Einmal trainiert, doppelt profitiert. Die Übungen für Beine und Po auf den Seiten 34–39 zeigen Ihnen, wie Sie Rückenbeschwerden optimal vorbeugen und zusätzlich für straffe Bein- und Pomuskeln sorgen.

> ### Bewusst atmen
> Atmen Sie bewusst aus, während Sie den Bauch kontrahieren. Nur so erzielen Sie maximale Anspannung und den höchsten Trainingseffekt.

Muskeln in Balance

Ihre Oberschenkel und Ihre Gesäßmuskulatur haben einen großen Einfluss auf die Position des Beckens und somit auf die Stellung der Wirbelsäule. Denn die Wirbelsäule steht in enger funktioneller Beziehung zu angrenzenden Körperpartien. Sind etwa die Bauch- und Pomuskeln schlaff und die Hüftbeugemuskeln zusätzlich verkürzt, kann dies dazu

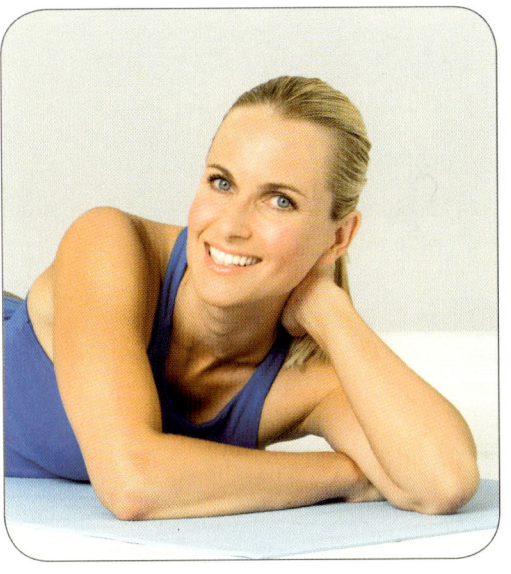

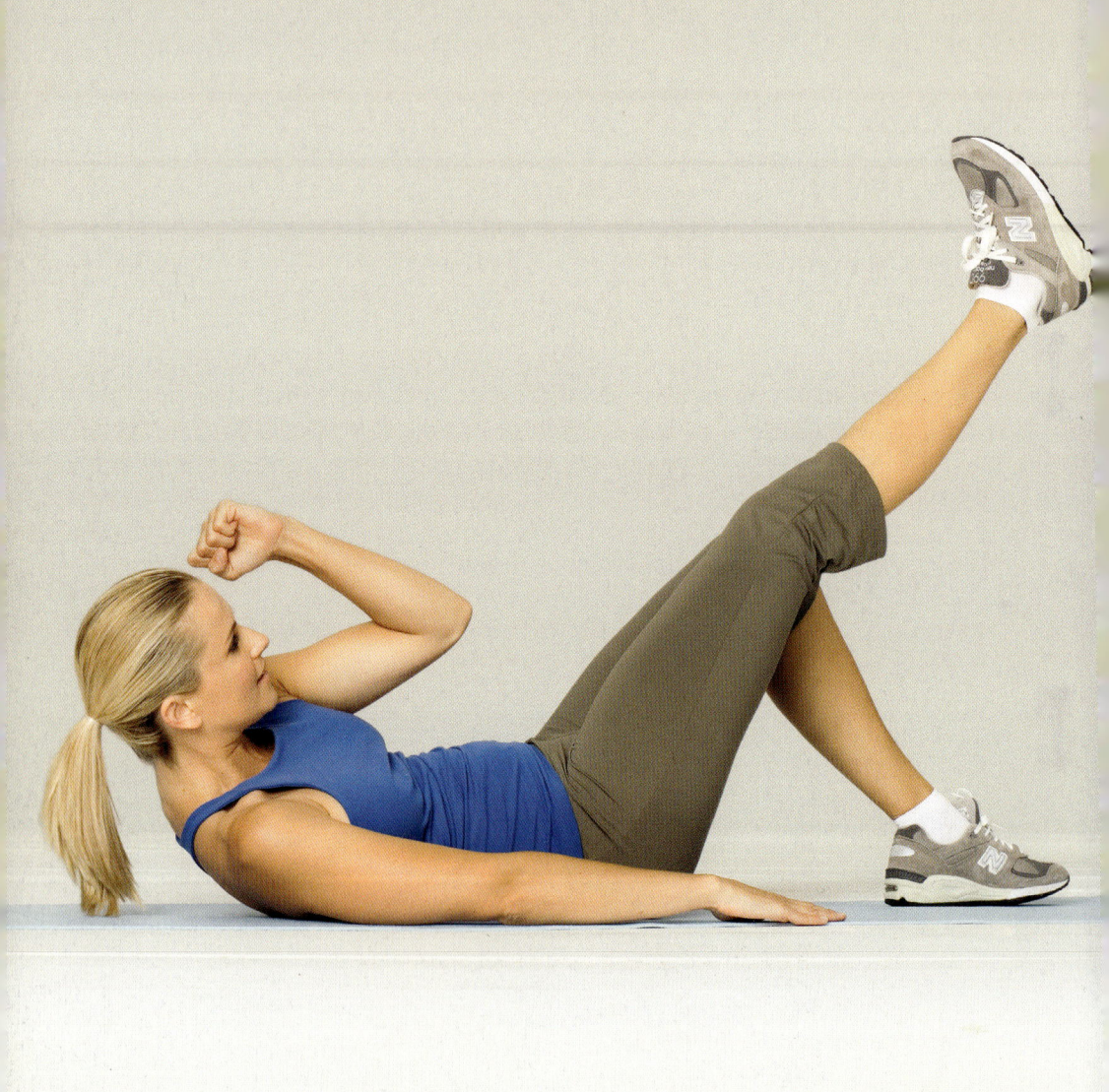

Die Übungen

Starten Sie noch heute mit Ihrem Training, dann haben Rückenschmerzen zukünftig keine Chance. Abhängig von Ihrem derzeitigen Fitnessstand beginnen Sie mit den Übungen für Einsteiger oder mit der schwierigeren Variante. Steigern Sie von Mal zu Mal die Intensität. Schon nach wenigen Trainingseinheiten werden Sie aufrechter durchs Leben gehen.

Für den Oberkörper: Adler

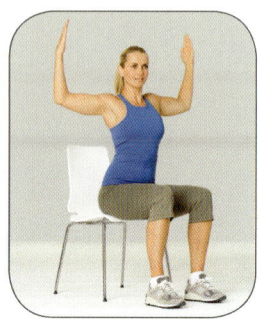

Für Einsteiger

- Start: Aufrecht auf die Vorderkante eines Stuhls setzen, Rumpf- und Rückenmuskeln anspannen. Oberarme waagerecht auf Schulterhöhe halten, die Unterarme im rechten Winkel beugen, die Fingerspitzen weisen dabei nach oben.
- Ausatmen: Arme und Schulterblätter kraftvoll zusammenziehen und nach hinten unten ziehen.
- Ein- und ausatmen: Die Spannung 10 bis 12 Sekunden lang halten.
- 4 bis 6 Mal wiederholen.

Tipp: Führen Sie am Punkt der größten Spannung zusätzlich 4 bis 5 Minibewegungen aus.

Für Fortgeschrittene

- Start: Stellen Sie sich aufrecht hin, die Beine sind hüftbreit geöffnet, und beugen Sie die Knie. Die Arme bilden einen 90-Grad-Winkel im Ellbogen- und Schultergelenk. Mit geradem Rücken aus der Hüfte heraus etwas nach vorn beugen.
- Ausatmen: Oberkörper mit aufgerichtetem Brustbein langsam nach rechts drehen. Position kurz halten.
- Einatmen und zur Mitte zurückdrehen.
- Ausatmen: Zur anderen Seite drehen.
- 8 bis 10 Mal wiederholen.

Tipp: Wirbelsäule stets gestreckt lassen.

Wirkung: Kräftigt den Rücken im Bereich der Hals- und Brustwirbelsäule.

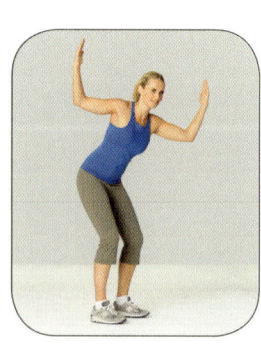

Für den Oberkörper: Kraftzug

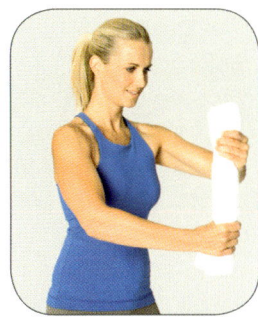

Für Einsteiger
- Start: Aufrecht stehen, Beine hüftbreit öffnen. Ein gerolltes Handtuch mit etwa 20 Zentimeter Abstand zwischen die Hände nehmen und senkrecht vor der Brust halten.
- Ein- und ausatmen: Die obere Hand langsam gegen den Widerstand der unteren bis auf Stirnhöhe ziehen.
- Anschließend die untere Hand gegen den Widerstand der oberen bis unterhalb des Bauchnabels ziehen.
- Handposition wechseln. Die Ellbogen zeigen nach außen.
- Jeweils 2 bis 3 Mal 30 Sekunden lang wiederholen.

Tipp: Eine ideale Alltagsübung für zwischendurch.

Für Fortgeschrittene
- Start: Aufrecht stehen. Ein gerolltes Handtuch mit etwa 50 Zentimeter Abstand zwischen die Hände nehmen und über den Kopf strecken.
- Ausatmen: Das Handtuch mit der rechten Hand gegen den Widerstand der linken Hand nach rechts bis auf Schulterhöhe ziehen.
- Einatmen: Bringen Sie das Handtuch zur Mitte zurück und führen Sie die Bewegung in entgegengesetzter Richtung aus.
- 2 bis 3 Mal jeweils 60 Sekunden lang wiederholen.

Tipp: Hinter dem Kopf ausführen, Blick nach vorn richten, Schultern senken.

Wirkung: Kräftigt den großen Rückenmuskel.

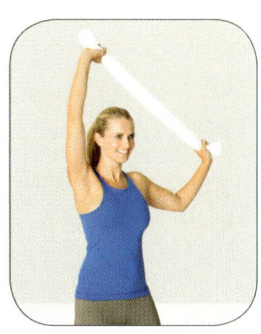

für den Oberkörper: Vierfüßler

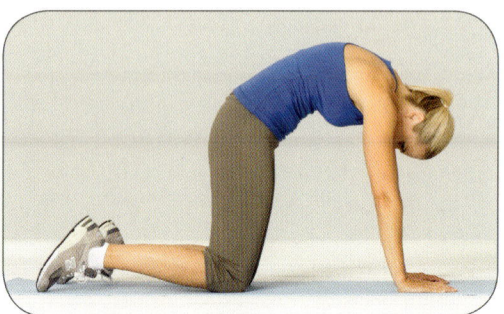

für Einsteiger
- Start: Vierfüßlerstand. Die Handgelenke sind unter den Schultern platziert, die Knie unter den Hüften.
- Einatmen: Ellbogen etwas beugen, Brust leicht nach vorn drücken. Nacken und Kopf am Ende vorsichtig nach oben strecken.
- Ausatmen: Vom Becken ausgehend Wirbel für Wirbel einen Katzenbuckel machen. Der Kopf sinkt dabei nach vorn unten.
- 4 bis 6 Mal im eigenen Atemrhythmus wiederholen.

Tipp: Spüren Sie das Absenken des Beckens und die Bewegung jedes einzelnen Wirbels.

für Fortgeschrittene
- Start: Vierfüßlerstand.
- Ausatmen: Rechtes Bein nach hinten und linken Arm nach vorn strecken. Arm und Bein bilden mit dem Rumpf eine Linie.
- Ein- und ausatmen: Position 8 bis 10 Sekunden lang halten.
- Ausatmen: Ziehen Sie Arm und Bein diagonal unter dem Köper zusammen, sodass sich Ellbogen und Knie berühren. Der Rücken wird dabei ganz rund.
- 8 bis 10 Mal wiederholen, dann die Seite wechseln.

Tipp: Rücken, Kopf und Wirbelsäule sind gerade, die Hüften parallel zum Boden.

Wirkung: Stärkt und mobilisiert den Rücken, kräftigt gleichzeitig die Gesäßmuskulatur.

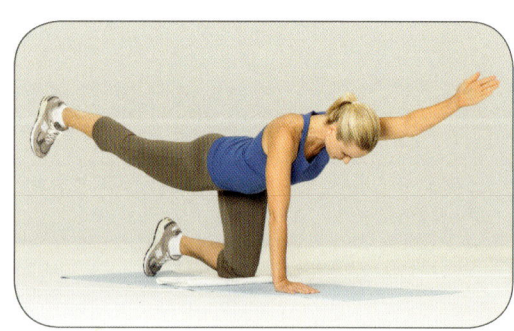

Für den Oberkörper: Rückenluxus

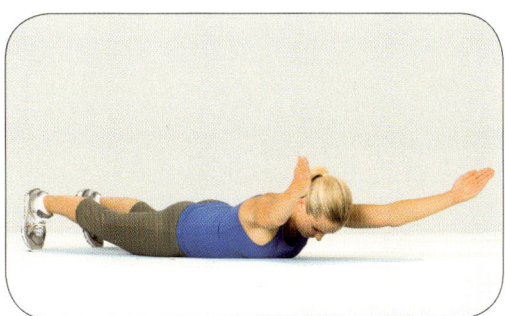

Für Einsteiger

- Start: Bauchlage. Beine ausstrecken und Fußspitzen aufstellen. Die Arme schräg nach vorn strecken, sodass sie ein V bilden. Der Kopf ist angehoben, der Nacken ist lang.
- Ausatmen: Arme anheben, Bauchnabel nach innen und Schulterblätter zum Becken ziehen. Die Oberarme sind nach außen rotiert, das heißt die Handflächen zeigen so weit wie möglich nach oben.
- Ein- und ausatmen: Position 3 bis 4 Atemzüge lang halten. Führen Sie mit den gestreckten Armen zusätzlich in der Endstellung kleine kontrollierte Hoch- und Tiefbewegungen aus.
- 8 bis 10 Mal wiederholen.

Tipp: Der Kopf bleibt gerade.

Für Fortgeschrittene

- Start: Bauchlage. Die Arme nach vorn strecken, den Bauchnabel nach innen ziehen und den Po anspannen.
- Ausatmen: Heben Sie einen Ball oder einen ähnlich schweren Gegenstand mit gestreckten Armen vom Boden ab.
- Ein- und ausatmen: Ball vor dem Kopf und hinter dem Rücken übergeben.
- 6 bis 8 Mal herumführen, dann die Richtung wechseln.

Tipp: Die Fußspitzen fest in den Boden drücken.

Wirkung: Kräftigt den Rauten- und Kapuzenmuskel sowie den Rückenstrecker.

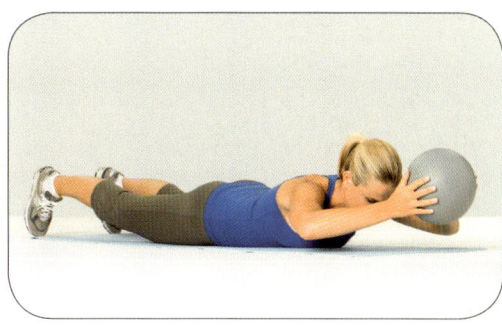

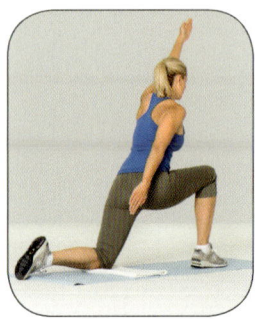

Für Einsteiger
- Start: Nehmen Sie den Kniestand ein, stellen Sie den rechten Fuß nach vorn auf. Den Oberkörper mit geradem Rücken nach vorn neigen. Beide Arme nach oben strecken, sodass sie eine Linie mit dem Oberkörper bilden. Die Schultern in Richtung Po nach unten ziehen.
- Ein- und ausatmen: Mit den Armen im Wechsel einen Halbkreis beschreiben (10 Mal in jede Richtung). Dabei weiter die Schultern in Richtung Po und zur Wirbelsäule ziehen.
- 12 bis 15 Mal pro Seite wiederholen.

Tipp: Den Bauch anspannen und das Brustbein heben.

Für Fortgeschrittene
- Start: Stellen Sie sich aufrecht hin, die Beine sind schulterbreit geöffnet, die Knie gebeugt. Schieben Sie den Po nach hinten und neigen Sie den Rumpf leicht nach vorn. Strecken Sie die Arme über den Kopf, sodass sich Kopf und Arme in Verlängerung des Rumpfes befinden.
- Ein- und ausatmen: Mit gestreckten Armen im Wechsel kleine Hackbewegungen ausführen.
- 3 Mal 30 Sekunden lang.

Tipp: Schultern nach hinten unten ziehen.

Wirkung: Kräftigt den gesamten Rücken, besonders die oberen Partien.

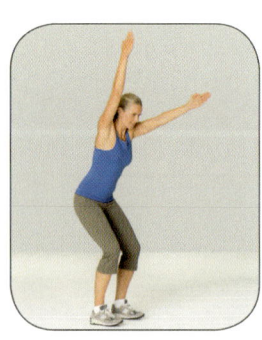

für den Oberkörper: Schultern und Nacken entspannen

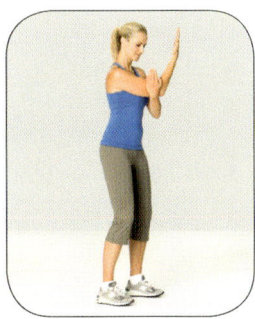

Für Einsteiger
- Start: Aufrecht stehen. Die Beine sind hüftbreit geöffnet.
- Aus- und einatmen: Den rechten Arm beugen und vor den Körper führen. Mit der linken Hand gegen den rechten Ellbogen drücken. Der Nacken bleibt lang und entspannt.
- Spannung 15 bis 20 Sekunden lang halten, dann die Seite wechseln.
- 2 bis 3 Mal wiederholen.

Tipp: Die Schultern beim Dehnen unten halten.

Für Fortgeschrittene
- Start: Aufrecht stehen und beide Arme mit den Handflächen nach vorn neben dem Körper halten. Den Bauchnabel nach innen ziehen und das Brustbein anheben. Den Kopf in Verlängerung zur Halswirbelsäule halten.
- Aus- und einatmen: Den Kopf zur Seite neigen und das der Decke zugewandte Ohr weiter nach oben führen. Ziehen Sie die Schultern bewusst nach unten.
- Spannung 10 bis 15 Sekunden lang halten, dann die Seite wechseln.
- 2 bis 3 Mal wiederholen.

Tipp: Variieren Sie die gedehnten Muskelanteile: Blick zur Achsel richten und den Kopf der zu dehnenden Seite zu- oder abwenden.

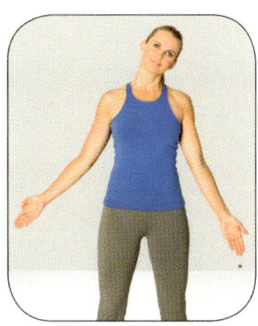

Für den Oberkörper: Brustöffner

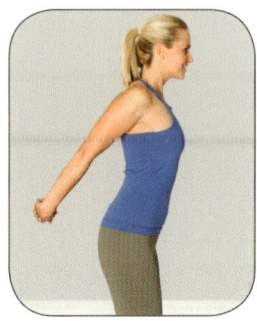

Für Einsteiger
- Start: Aufrecht stehen und Beine hüftbreit öffnen. Nacken und Schultern sind entspannt. Das Gewicht ruht auf den Fersen, die Hände sind hinter dem Rücken verschränkt.
- Ausatmen: Die Arme zuerst in Richtung Boden und dann langsam nach hinten oben führen.
- Ein- und ausatmen: Dehnung 12 bis 15 Sekunden lang halten. Der Kopf ist gerade, das Kinn nach vorn gestreckt.
- 2 bis 3 Mal wiederholen.

Tipp: Beim Einatmen den Brustkorb weit öffnen, beim Ausatmen die Arme ein wenig weiter in die Dehnposition führen.

Für Fortgeschrittene
- Start: Vierfüßlerstand. Arme weit nach vorn strecken, Handaußenkanten auf dem Boden ablegen. Daumen zeigen zur Decke.
- Ausatmen: Schultern nach hinten ziehen und Brustbein noch weiter zum Boden senken. Der Po nähert sich den Fersen.
- Ein- und ausatmen: Dehnung 12 bis 15 Sekunden lang halten. Mit den Armen nach rechts wandern – halten – zurück zur Mitte – halten – dann nach links – halten – schließlich zurück zur Mitte.
- 2 bis 3 Mal wiederholen.

Tipp: Der Kopf bleibt zwischen den Ellbogen.

Wirkung: Dehnt die Brustmuskulatur, macht den Schultergürtel beweglicher.

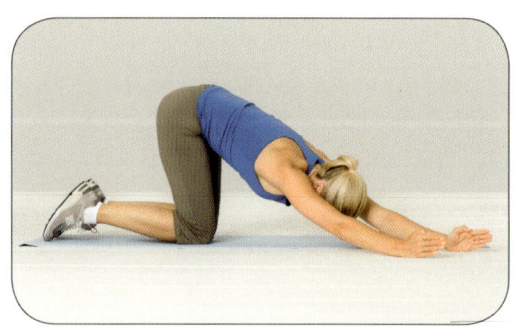

Für den Oberkörper: Schraube

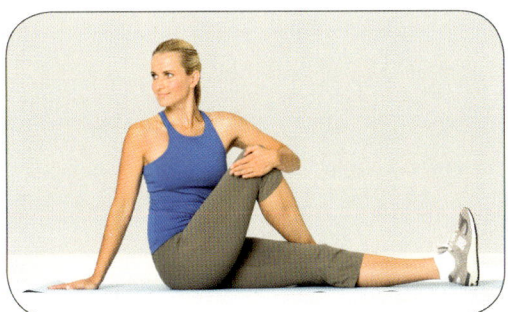

Für Einsteiger
- Start: Nehmen Sie eine aufrechte Sitzposition ein, die Beine sind gestreckt. Rechtes Bein anziehen, den Fuß außen neben dem linken Knie absetzen. Die linke Hand umfasst das rechte Knie. Mit dem gestreckten rechten Arm hinter dem Rücken abstützen.
- Ausatmen: Langsam Rumpf, Oberkörper, Schultern und den Kopf nach rechts drehen.
- Ein- und ausatmen: 3 bis 5 Atemzüge lang halten. Dann zurück zur Mitte drehen und ohne Pause die Seite wechseln.
- 3 bis 4 Mal wiederholen.

Tipp: Während der gesamten Bewegung das Brustbein aufrecht halten.

Für Fortgeschrittene
- Start: Setzen Sie sich aufrecht auf einen Stuhl, stellen Sie die Beine etwas mehr als hüftbreit geöffnet auf.
- Ausatmen: Die linke Hand zur Außenseite des rechten Knies führen. Die Augen folgen der Bewegung. Den rechten Arm dabei schräg nach hinten oben strecken, der Daumen zeigt nach hinten.
- Ein- und ausatmen: 2 bis 3 Atemzüge lang halten. Den Oberkörper wieder zur Mitte drehen. Dann die Seite wechseln und wieder halten.
- Auf jeder Seite 8 bis 10 Mal wiederholen.

Wirkung: Dehnt und mobilisiert die tiefen Rückenmuskeln.

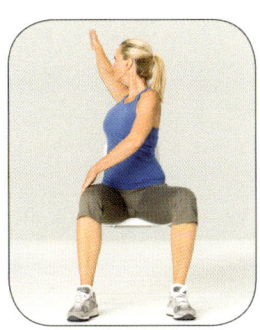

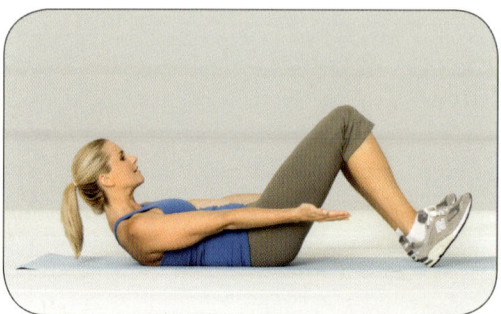

Für Einsteiger

- Start: Rückenlage. Beide Beine mit einer 90-Grad-Kniebeugung aufstellen, die Fersen in den Boden drücken. Arme neben den Körper legen, die Handflächen zeigen nach oben.
- Ausatmen: Kopf- und Schulterblätter anheben und die Arme in Richtung Füße führen. Position kurz halten.
- Einatmen: Langsam zurückführen. Die Bauchspannung beibehalten – den Schultergürtel nicht ganz ablegen.
- 12 bis 15 Mal wiederholen.

Tipp: Den Kopf so halten, dass zwischen Kinn und Brust ein Tennisball passt.

Für Fortgeschrittene

- Start: Rückenlage. Beine aufstellen, Handflächen in Gebetshaltung vor dem Körper halten. Bauchmuskeln anspannen.
- Ausatmen: Kopf anheben, Schultern vom Boden lösen. Dabei die Handflächen aneinanderpressen und die Arme gestreckt nach oben führen. Der Blick folgt den Händen.
- Einatmen: Langsam abrollen und Arme senken. Bauchspannung halten, erneut aufrichten.
- 12 bis 15 Mal wiederholen.

Tipp: Jeweils für einige Sekunden in der oberen, einer mittleren und in der unteren Position bleiben.

Wirkung: Kräftigt die geraden Bauchmuskeln.

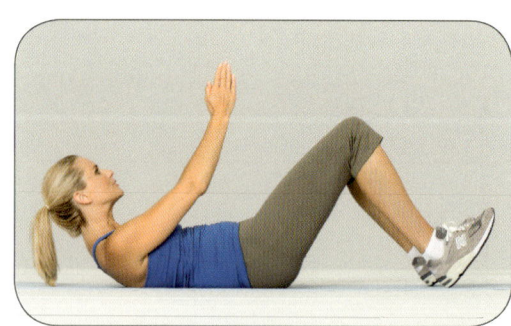

Für den Rumpf: schräger Crunch

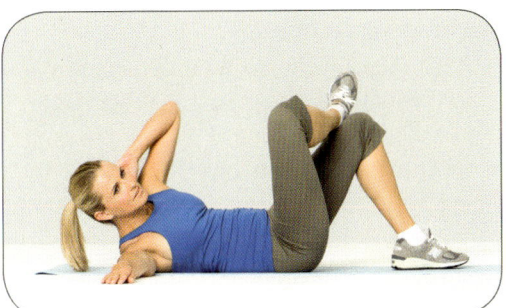

Für Einsteiger
- Start: Rückenlage. Das rechte Bein ist über das angewinkelte linke Bein gelegt. Rechtes Knie zeigt nach außen. Den rechten Arm seitlich in Schulterhöhe ablegen, die linke Hand in Höhe der Schläfe halten.
- Ausatmen: Die Bauchmuskeln anspannen und die linke Schulter zum rechten Knie führen. Dabei den Ellbogen weit nach außen gestreckt lassen und nicht in der Schulter einknicken.
- Einatmen: Langsam senken, ohne die Bauchspannung zu verlieren und ohne die Schulter abzulegen.
- 12 bis 15 Mal wiederholen, dann die Seite wechseln.

Tipp: Den unteren Rücken fest auf dem Boden und den Kopf gerade halten.

Für Fortgeschrittene
- Start: Rückenlage. Beide Beine sind angehoben, Ober- und Unterschenkel bilden einen 90-Grad-Winkel. Die Arme sind zu den Knien gestreckt.
- Ausatmen: Die Schulterblätter vom Boden lösen und beide Arme seitlich am rechten Knie vorbeiführen.
- Einatmen: Langsam senken, die Schulterblätter aber nicht ablegen.
- Ausatmen und Arme jetzt am linken Knie vorbeiziehen.
- 15 bis 20 Mal wiederholen.

Tipp: Der Oberkörper geht zu den Knien, nicht umgekehrt.

Wirkung: Kräftigt die innere und äußere schräge Bauchmuskulatur.

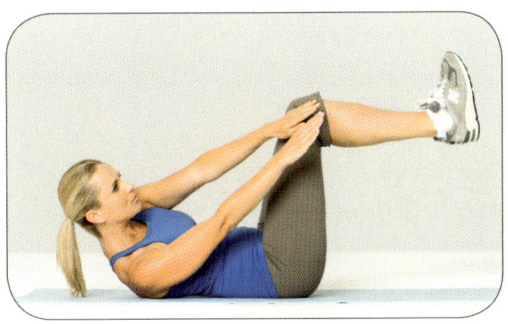

Für den Rumpf: Crossmove

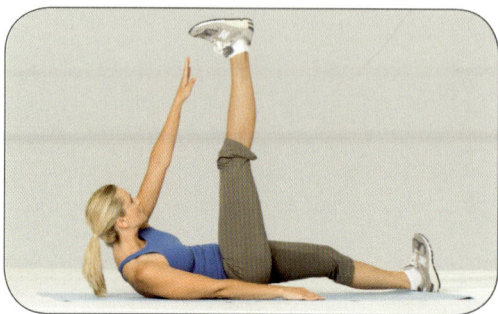

Für Einsteiger
- Start: Rückenlage. Rechtes Bein nach oben strecken und das linke auf dem Boden ausstrecken. Zehenspitzen jeweils in Richtung Schienbein ziehen. Die Arme liegen neben dem Körper.
- Ausatmen: Kopf und Schultern anheben und die linke Hand zur rechten Fußspitze führen.
- Einatmen: Oberkörper senken, ohne die Bauchspannung loszulassen.
- 12 bis 15 Mal wiederholen, dann die Seite wechseln.

Tipp: Fortgeschrittene heben ein Bein nach oben und halten das andere ausgestreckt knapp über dem Boden.

Für Fortgeschrittene
- Start: Rückenlage. Beide Beine angewinkelt aufstellen. Einen Arm gestreckt über dem Kopf ablegen.
- Ausatmen: Den gestreckten Arm beugen und diagonal über den Körper zum Becken ziehen. Kopf und Schultergürtel lösen sich dabei von der Matte. Am höchsten Punkt der Bewegung das Gegenbein ausstrecken.
- Ein- und ausatmen: Die Position am höchsten Punkt kurz halten, dann den Oberkörper langsam senken und das Bein wieder beugen.
- 12 bis 15 Mal wiederholen. Dann zur anderen Seite wechseln, ohne die Bauchspannung aufzulösen.

Wirkung: Kräftigt die schrägen und geraden Bauchmuskeln.

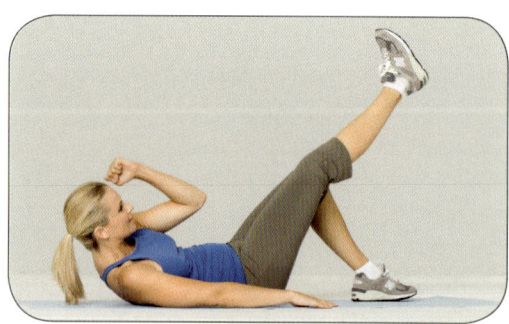

Für den Rumpf: Käfer

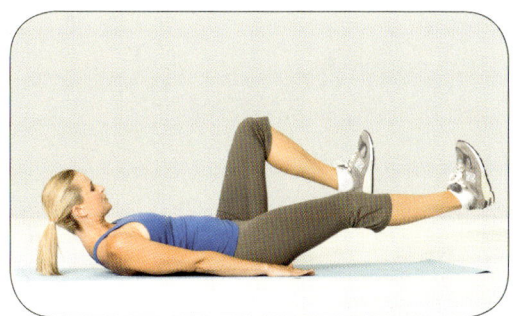

Für Einsteiger
- Start: Rückenlage. Schultergürtel anheben, die Schulterblätter berühren nicht den Boden. Arme mit den Handflächen nach unten neben dem Körper ausstrecken und fest auf den Boden pressen.
- Aus- und einatmen: Beginnen Sie nun, die Knie im Wechsel zur Brust anzuziehen. Diese Bewegung ähnelt dem Radfahren, aber anstatt einer Kreisbewegung strecken Sie hier die Beine nur! Bauchnabel dabei nach innen ziehen und Hohlkreuz vermeiden.
- Für 20 bis 30 Sekunden ausführen.

Tipp: Je weiter Sie die Beine senken, desto intensiver wird die Übung. Wenn Sie »Kurven« fahren, also die Beine nach rechts oder links neigen, kräftigen Sie zusätzlich die schräge Bauchmuskulatur.

Für Fortgeschrittene
- Start: Rückenlage. Schultergürtel leicht anheben, Bauch anspannen, die Arme nach hinten strecken und ablegen.
- Ausatmen: Das linke Bein beugen und zum Bauch ziehen. Gleichzeitig heben Sie den rechten Arm nach vorn und führen ihn diagonal zum linken Knie. Rechtes Bein und linker Arm sind angehoben.
- Einatmen: Zurück in die Startposition.
- Ausatmen: Führen Sie jetzt rechtes Bein und linken Arm zusammen.
- Für 30 bis 40 Sekunden ausführen.

Tipp: Die Hüften stabil und die Lendenwirbelsäule am Boden halten.

Wirkung: Kräftigt die gesamte Bauchmuskulatur.

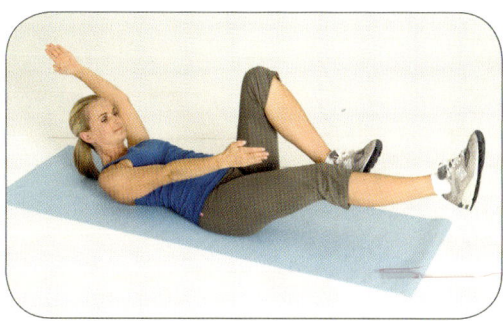

für den Rumpf: Beckenheben

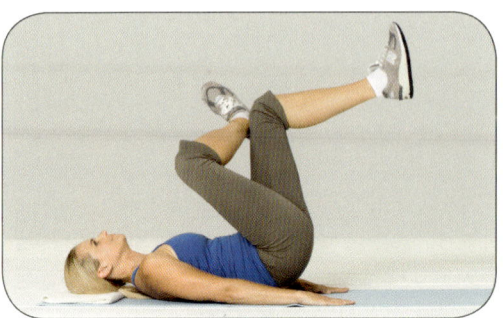

Für Einsteiger
- Start: Rückenlage. Den Kopf auf ein gefaltetes Tuch legen, die Beine sind angewinkelt, der rechte Fuß über dem linken Knie abgelegt. Nun die Beine leicht anheben und die Hände in den Boden drücken. Die Schultern bleiben am Boden.
- Ausatmen: Jetzt die Bauchmuskeln anspannen und die Beine sowie das Becken weiter anheben. Der Bewegungsumfang ist nicht entscheidend, die Spannung der Bauchmuskeln zählt.
- Einatmen: Beine und Becken langsam und kontrolliert absenken, aber nicht ganz.
- 6 bis 8 Mal ohne Pause wiederholen, dann die Seite wechseln.

Tipp: Der Nacken bleibt entspannt, die Füße nicht über Kopfhöhe bringen.

Für Fortgeschrittene
- Start: Rückenlage. Beine anwinkeln und vom Boden anheben. Die Hände liegen am Hinterkopf, die Ellbogen sind auf Höhe der Schläfen.
- Ausatmen: Nun die Beine in Richtung Brustkorb bewegen und gleichzeitig den Schultergürtel nach oben vorn bringen. Führen Sie die unteren Rippen und Ihr Becken wie eine Ziehharmonika zusammen. Der Blick geht dabei zu den Knien.
- Einatmen: Langsam und kontrolliert wieder senken, Schultern und Hüften nicht ganz ablegen.
- 6 bis 8 Mal wiederholen.

Wirkung: Eine effektive Übung für die unteren Segmente der geraden Bauchmuskulatur.

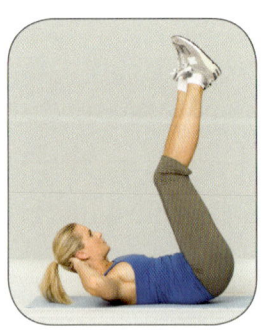

Für den Rumpf: diagonales Strecken

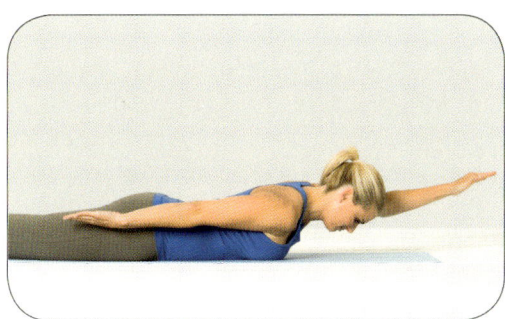

Für Einsteiger
- Start: Bauchlage. Den Kopf in Verlängerung der Wirbelsäule halten. Die Zehenspitzen zu den Knien anziehen und in den Boden drücken.
- Ausatmen: Unter Spannung einen Arm gestreckt nach vorn anheben und den anderen gestreckt nach hinten ziehen.
- Ein- und ausatmen: 2 bis 3 Atemzüge lang halten. Dann ohne Pause die Armposition wechseln.
- 10 bis 12 Mal wiederholen: »Kraulen« Sie in einer rhythmischen Bewegung, um die Seite zu wechseln.

Tipp: Der Nacken bleibt gerade, der Blick ist zum Boden gerichtet. Gesäß- und Bauchmuskulatur sind fest angespannt.

Für Fortgeschrittene
- Start: Bauchlage. Den Kopf in Verlängerung der Wirbelsäule halten und beide Arme nach vorn strecken.
- Ausatmen: Den linken Arm und das rechte Bein anheben und weit ausstrecken, so als ob Ihr Körper in die Länge gezogen wird.
- Ein- und ausatmen: Position 5 bis 10 Sekunden lang halten.
- Ausatmen: Absenken und Seite wechseln.
- 6 bis 8 Mal wiederholen.

Tipp: Stellen Sie sich vor, Sie müssen einen schweren Stein wegschieben.

Wirkung: Kräftigt die Kapuzen- und Rautenmuskeln sowie die Rückenstrecker.

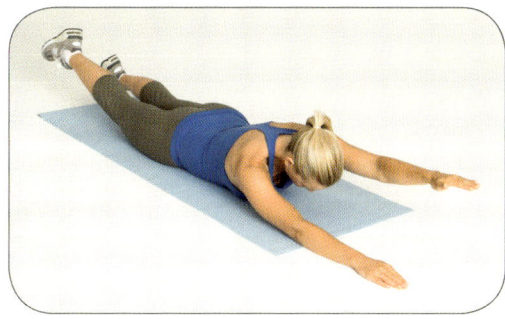

für den Rumpf: Rückenstrecker

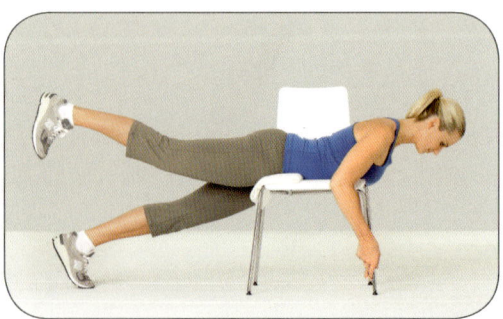

Für Einsteiger
- Start: Bäuchlings auf einen Stuhl legen, der Rumpf ist waagerecht, und die Beine gestreckt am Boden aufstellen. Die Hüften liegen gerade auf und sind mit einem Handtuch gepolstert. Mit den Händen an den Stuhlbeinen festhalten. Ihr Blick ist zum Boden gerichtet, der Nacken ist lang.
- Ein- und ausatmen: Beine im Wechsel nach hinten ausstrecken.
- 8 bis 10 Mal auf jeder Seite.

Tipp: Der Rücken bleibt gerade, der Kopf ist in Verlängerung der Wirbelsäule. Achten Sie auf fließende Bewegungen.

Für Fortgeschrittene
- Start: Bäuchlings auf einen Stuhl legen und Position wie vorher beschrieben einnehmen. Die Hüften liegen gerade auf und sind mit einem Handtuch gepolstert. Mit den Händen an den Stuhlbeinen festhalten und Blick zum Boden richten.
- Ausatmen: Beide Beine gleichzeitig nach hinten ausstrecken. Ihr Körper bildet nun eine Linie vom Kopf bis zu den Fersen.
- Ein- und ausatmen: Position 2 bis 3 Atemzüge lang halten, dann Beine langsam absenken.
- 6 bis 8 Mal wiederholen.

Tipp: Fortgeschrittene lösen die Hände vom Stuhl und strecken auch die Arme nach vorn.

Wirkung: Kräftigt die tiefen Rückenmuskeln.

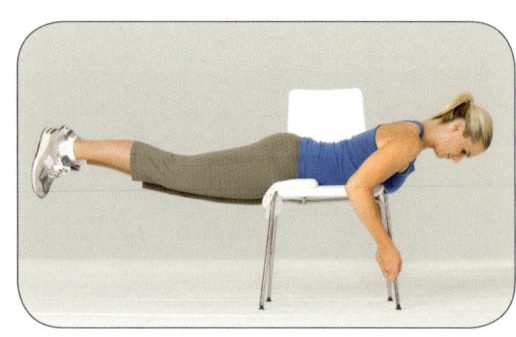

Für den Rumpf: Taillenformer

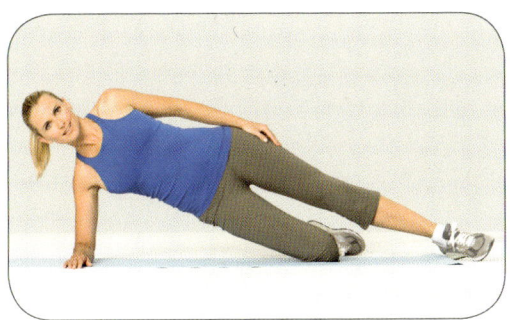

Für Einsteiger
- Start: Seitlage. Auf dem rechten Ellbogen aufstützen, sodass er sich direkt unter dem Schultergelenk befindet. Der linke Arm liegt auf dem rechten Oberschenkel. Das untere Bein 90 Grad nach hinten abwinkeln, das obere ausstrecken.
- Ausatmen: Heben Sie das Becken so weit an, dass Schulter, Hüfte und Fuß eine Linie bilden.
- Ein- und ausatmen: Position 10 bis 20 Sekunden lang halten.
- 2 bis 3 Mal wiederholen, dann die Seite wechseln.

Tipp: Die Hüfte darf nicht durchhängen.

Für Fortgeschrittene
- Start: Seitlage. Auf dem rechten Ellbogen aufstützen, der linke Arm liegt auf dem rechten Oberschenkel. Die Beine sind etwa 45 Grad gebeugt, die Oberschenkel in Verlängerung des Rumpfes.
- Ausatmen: Becken anheben und das obere Bein in Verlängerung des Rumpfes abspreizen, gleichzeitig den linken Arm zur Decke strecken. Das Becken stabil halten!
- Ein- und ausatmen: 5 bis 10 Sekunden lang halten, dann die Seite wechseln.
- 6 bis 8 Mal wiederholen.

Tipp: Fortgeschrittene können sich auf dem gestreckten Arm abstützen wie abgebildet.

Wirkung: Kräftigt die seitlichen Bauchmuskeln, die Abduktoren und die Pomuskeln.

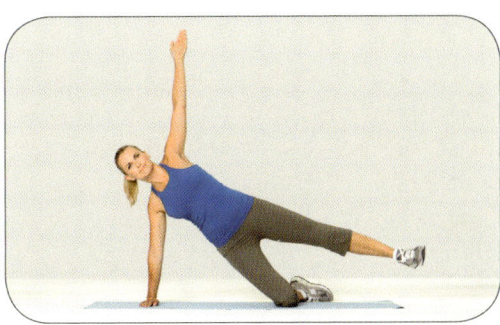

Für den Rumpf: Knieheber

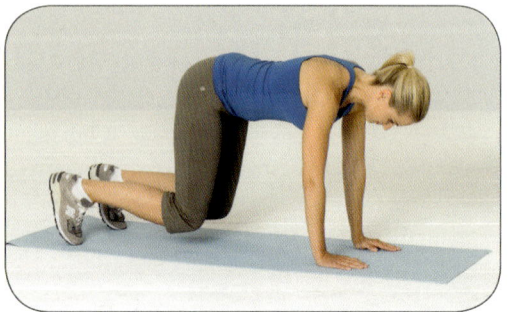

Für Einsteiger
- Start: Gehen Sie in den Vierfüßlerstand, der gesamte Körper ist angespannt. Die Handgelenke sind direkt unter den Schultern, die Knie unter den Hüften. Ihr Blick ist zum Boden gerichtet, der Nacken lang.
- Ausatmen: Die Fußspitzen aufstellen und beide Knie ein paar Zentimeter vom Boden lösen.
- Ein- und ausatmen: Die Position halten. Den Unterbauch einziehen, so als würden Sie gerade den Reißverschluss Ihrer Jeans zuziehen.
- 2 bis 3 Mal für 15 bis 20 Sekunden die Spannung halten.

Tipp: Trotz der Körperspannung an das Atmen denken.

Für Fortgeschrittene
- Start: Vierfüßlerstand. Die Knie befinden sich 10 Zentimeter hinter dem Hüftgelenk. Die Zehen aufstellen und in den Boden drücken. Ihre Arme sind im Ellbogenstütz.
- Ausatmen: Beide Knie vom Boden lösen. Nur die Unterarme und Zehen stützen den Körper. Jetzt zusätzlich den rechten Fuß vom Boden lösen. 3 bis 5 Sekunden lang halten.
- Ein- und ausatmen: Beine 6 bis 8 Mal abwechselnd anheben und senken.

Tipp: Den Kopf in Verlängerung der Wirbelsäule halten.

Wirkung: Fordert die gesamte Rumpf- und Rückenmuskulatur.

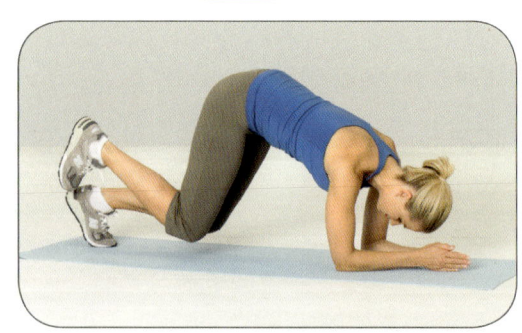

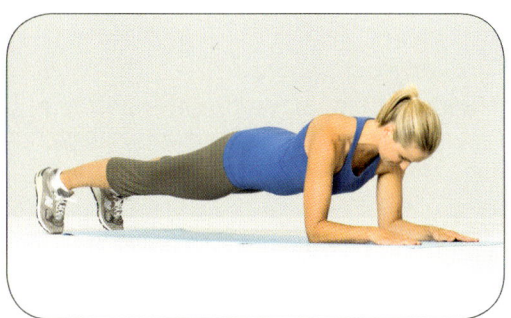

Für Einsteiger

- Start: Aus der Bauchlage in die Stützposition gehen. Die Füße hüftbreit öffnen und Zehenspitzen aufstellen. Ellbogen unter die Schultergelenke bringen und Blick zum Boden richten.
- Ausatmen: Den Körper so anheben, dass er eine Linie bildet. Dabei die Hüften nicht absinken lassen.
- Ein- und ausatmen: Position 10 bis 20 Sekunden lang halten.
- 2 bis 3 Mal wiederholen.

Tipp: Schulterblätter nach hinten unten ziehen.

Für Fortgeschrittene

- Start: Aus der Bauchlage in die Stützposition gehen. Füße hüftbreit öffnen und Zehenspitzen aufstellen, Ellbogen unter die Schultergelenke bringen.
- Ausatmen: Gewicht auf ein Bein verlagern, das andere Bein um etwa eine Fußlänge anheben.
- Ein- und ausatmen: Position 2 bis 4 Sekunden lang halten, dann das Bein absenken und Seite wechseln.
- Insgesamt 5 bis 6 Mal pro Bein.

Tipp: Je länger Sie der Schwerkraft standhalten, desto mehr Muskeln werden gefordert und umso tiefere Schichten trainiert.

Wirkung: Eine der besten Übungen für den ganzen Körper.

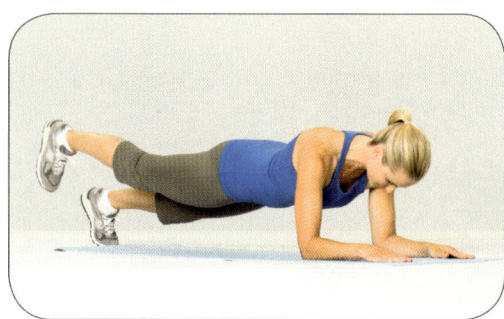

Für den Rumpf: Seitenstretch

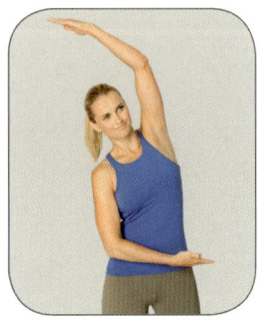

Für Einsteiger
- Start: Stellen Sie sich aufrecht hin. Die Füße sind schulterbreit geöffnet.
- Ausatmen: Linken Arm zur Gegenseite über den Kopf ziehen. Dabei den Rumpf nach rechts beugen. Rechten Arm vor den Körper bringen und mit Zug in die entgegengesetzte Richtung, nach links, strecken.
- 10 bis 15 Sekunden die Dehnung halten, 2 bis 3 Mal wiederholen und dann die Seite wechseln.

Tipp: Verstärken Sie die Dehnung, indem Sie das Knie der gebeugten Rumpfseite leicht anwinkeln.

Für Fortgeschrittene
- Start: Grätschstellung. Die Arme hängen nach unten. Heben Sie das Brustbein an.
- Ausatmen: Körpergewicht nach rechts verlagern. Linkes Bein strecken und linken Arm nach oben zur rechten Seite anheben.
- Ein- und ausatmen: Rücken gerade halten, linken Arm weiter diagonal nach oben ziehen. Der rechte Arm drückt während der Dehnung gegen die Innenseite des rechten Oberschenkels.
- 10 bis 15 Sekunden lang halten, 2 bis 3 Mal wiederholen, dann die Seite wechseln.

Tipp: Schultern unten lassen.

Wirkung: Dehnt die seitliche Rumpfmuskulatur und den Schultergürtel.

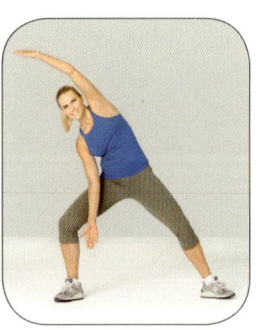

Für den Rumpf: Kniedreh

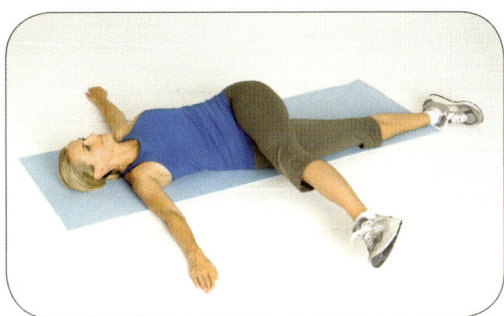

Für Einsteiger
- Start: Rückenlage. Beide Arme auf Schulterhöhe seitlich ausstrecken. Das linke Bein senkrecht nach oben strecken. Die Fußsohle zeigt zur Decke.
- Ausatmen: Das gestreckte Bein nach rechts absenken und neben dem Körper ablegen. Versuchen Sie, die Zehenspitzen möglichst nah an den Fingerspitzen abzulegen.
- Einatmen und Position halten.
- Ausatmen und das Bein gestreckt wieder nach oben führen. Anschließend wieder vorn ablegen.
- 10 bis 12 Mal die Beine im Wechsel heben und senken.

Tipp: Der Schultergürtel bleibt auf der Matte.

Für Fortgeschrittene
- Start: Rückenlage. Beide Arme auf Schulterhöhe seitlich ausstrecken. Das linke Bein beugen und so weit wie möglich zum Oberkörper ziehen.
- Ausatmen: Legen Sie das gebeugte Bein auf der rechten Seite Ihres Körpers ab.
- Einatmen: Position halten.
- Ausatmen: Das Bein wieder nach oben führen und vorn ablegen.
- 10 bis 12 Mal wiederholen. Seite wechseln.

Tipp: Beachten Sie die richtige Reihenfolge: Bein anheben – seitlich ablegen – anheben – wieder vorn ablegen.

Wirkung: Dehnt und stärkt die seitliche Rumpfmuskulatur und mobilisiert die Lendenwirbelsäule.

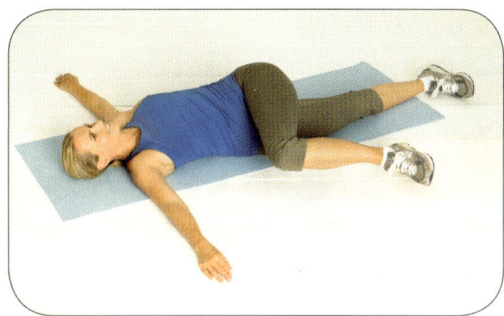

Für Beine und Po: Leglift

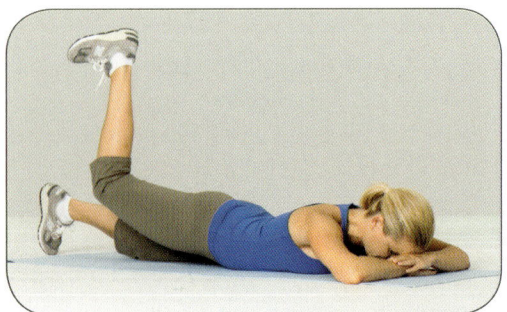

Für Einsteiger
- Start: Bauchlage. Die Beine sind gestreckt, die Fußspitzen aufgestellt. Den Kopf entspannt mit der Stirn auf den Händen ablegen. Rücken ganz lang machen.
- Ausatmen: Rechtes Bein etwa 90 Grad anwinkeln und den Oberschenkel vom Boden lösen. Das Gesäß anspannen und das Bein so weit wie möglich heben, ohne dass die Hüfte zur Seite ausweicht.
- Ein- und ausatmen: Bein in kleinen Bewegungen nahe am Bewegungsendpunkt heben und senken (Endkontraktionen).
- 15 bis 20 Mal wiederholen, dann die Seite wechseln.

Tipp: Wirbelsäule lang machen. Stellen Sie sich vor, Kopf und Steißbein ziehen in entgegengesetzte Richtungen.

Für Fortgeschrittene
- Start: Bauchlage. Die Beine sind gestreckt, die Stirn ruht auf den Händen.
- Ausatmen: Beide Beine gestreckt anheben, Zehenspitzen anziehen. Bauch- und Pomuskulatur bewusst fest anspannen. Den Bauchnabel zur Wirbelsäule ziehen.
- Ein- und ausatmen: Die Beine mit kleinen Bewegungen heben und senken, ohne sie abzulegen.
- 8 bis 10 Mal wiederholen.

Tipp: Führen Sie die Übung mit angewinkelten Beinen aus. Stellen Sie sich vor, Sie führen die Bewegungen gegen einen schweren Widerstand aus.

Wirkung: Kräftigt Po- und rückwärtige Beinmuskeln sowie den unteren Rückenstrecker.

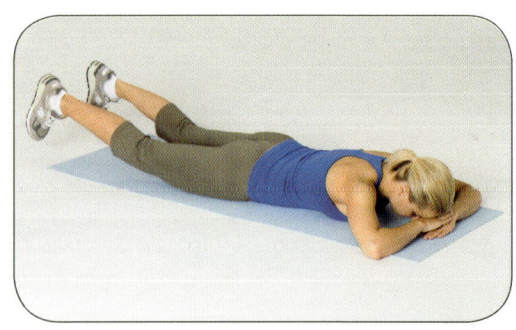

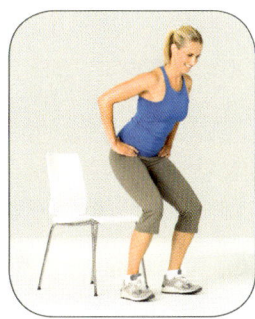

Für Einsteiger
- Start: Aufrecht vor einen Stuhl stellen. Die Füße sind hüftbreit geöffnet, der Rücken ist gerade und die Hände sind in die Hüften gestützt. Schultern nach hinten unten und den Bauchnabel nach innen ziehen.
- Ausatmen: Langsam in die Hocke gehen. Berühren Sie die Stuhlkante nur leicht. Das Brustbein anheben.
- Einatmen: Mit Druck aus den Beinen wieder aufrichten. Die Knie bleiben leicht gebeugt.
- 15 bis 20 Mal wiederholen.

Tipp: Die Knie nicht nach vorn, sondern den Po nach hinten schieben.

Für Fortgeschrittene
- Start: Aufrecht stehen. Einen Gegenstand (0,5 bis 1 kg) mit gestreckten Armen in Brusthöhe halten.
- Ausatmen: Mit geradem Rücken in die Knie gehen, bis die Oberschenkel fast parallel zum Boden sind. Arme langsam zum rechten Fuß führen und langsam zurück in die Ausgangsstellung.
- Einatmen: Richten Sie sich mit geradem Rücken wieder auf.
- Abwechselnd auf jeder Seite 6 bis 8 Mal wiederholen.

Tipp: Die Knie bleiben stets hinter den Zehen.

Wirkung: Kräftigt die gesamte Beinmuskulatur und den oberen Rücken.

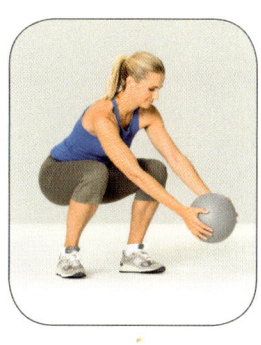

Für Beine und Po: Beckenlift

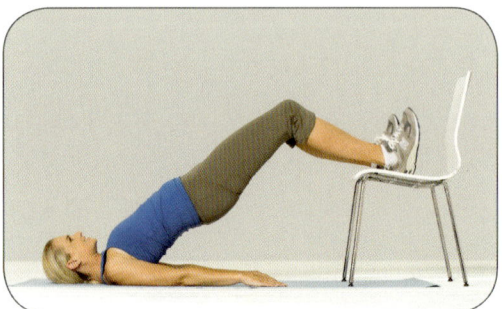

Für Einsteiger
- Start: Rückenlage. Die Arme liegen seitlich neben dem Körper, die Fersen sind auf einem Stuhl platziert, die Beine leicht angewinkelt.
- Ausatmen: Becken anheben, bis Oberschenkel und Oberkörper eine gerade Linie bilden. Fersen fest zum Po ziehen.
- Ein- und ausatmen: Position 3 bis 4 Atemzüge lang halten, dann das Becken wieder absenken, ohne den Po ganz abzulegen.
- 8 bis 12 Mal wiederholen.

Tipp: Fortgeschrittene ziehen zusätzlich ein Bein maximal zur Brust und/oder verschränken die Arme vor der Brust.

Für Fortgeschrittene
- Start: Rückenlage. Die Hände liegen hinter dem Kopf. Ein Bein anwinkeln und das Knie maximal zur Brust ziehen. Das andere Bein mit der Ferse aufsetzen. Die Fußspitzen anziehen.
- Aus- und einatmen: Ferse in den Boden drücken und das Becken im Wechsel heben und senken, ohne den Po abzulegen.
- 10 bis 12 Mal wiederholen, dann die Seite wechseln.

Tipp: Je weiter der Fuß des Standbeins vom Gesäß weg aufgesetzt wird, desto intensiver ist die Übung.

Wirkung: Kräftigt die Oberschenkelrückseite, das Gesäß und den unteren Rücken.

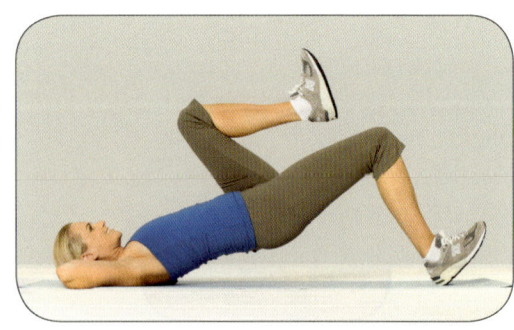

Für Beine und Po: Hamstringstretch

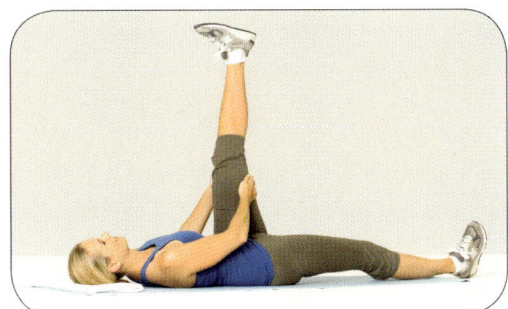

Für Einsteiger
- Start: Rückenlage. Legen Sie den Kopf auf ein gefaltetes Handtuch. Das linke Bein zur Decke strecken und mit beiden Händen den Oberschenkel von hinten umfassen. Die Fußsohle zeigt zur Decke.
- Aus- und einatmen: Versuchen Sie, das Bein durchzustrecken.
- 15 bis 20 Sekunden lang halten, dann die Seite wechseln.
- 2 bis 3 Mal wiederholen.

Tipp: Gleichzeitig die Zehen zum Knie ziehen, um zusätzlich die Waden zu dehnen.

Für Fortgeschrittene
- Start: Setzen Sie sich aufrecht auf das vordere Drittel eines Stuhls. Strecken Sie das rechte Bein aus und ziehen Sie die Zehenspitzen an. Legen Sie die linke Hand an die Lendenwirbelsäule, die rechte Hand ruht auf dem Oberschenkel. Den Scheitel zur Decke ziehen und das Brustbein aufrichten.
- Ausatmen: Mit geradem Oberkörper zum Knie neigen.
- Ein- und ausatmen: 15 bis 20 Sekunden lang halten, dann die Seite wechseln.
- 2 bis 3 Mal wiederholen.

Wirkung: Dehnt die Rückseite der Oberschenkel (Hamstrings).

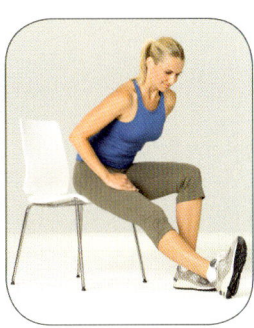

Für Beine und Po: Postretch

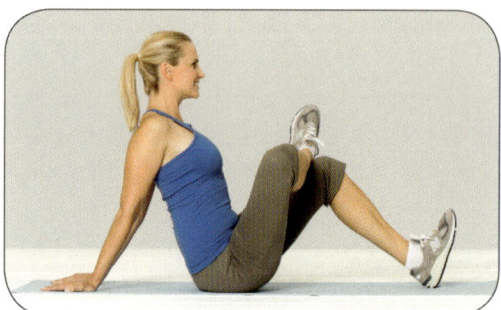

Für Einsteiger
- Start: Im Sitzen die Beine anwinkeln, die Hände weit hinter dem Körper abstützen. Einen Fuß auf den Oberschenkel des anderen Beins legen, das Knie zeigt nach außen.
- Ausatmen: Den Rücken aufrichten, Brustbein nach vorn oben schieben und das Becken nach vorn kippen. Gleichzeitig die Fußspitze des aufgestellten Beins in Richtung Knie anziehen.
- Ein- und ausatmen: 10 bis 25 Sekunden lang halten, dann die Seite wechseln.
- 2 bis 3 Mal wiederholen.

Tipp: Brustbein aufrichten, Schultern unten lassen.

Für Fortgeschrittene
- Start: In Rückenlage beide Beine angewinkelt aufstellen. Das linke Bein im 90-Grad-Winkel anheben. Den rechten Fuß mit dem Knöchel an den linken Oberschenkel knapp oberhalb des Kniegelenks legen. Das rechte Knie nach außen drehen.
- Ausatmen: Mit beiden Händen den linken Oberschenkel umfassen und zur Brust ziehen.
- Ein- und ausatmen: 15 bis 20 Sekunden lang halten, dann die Seite wechseln.
- 2 bis 3 Mal wiederholen.

Tipp: Gleichzeitig das Knie des rechten Beins bewusst in die Gegenrichtung vom Körper wegdrücken.

Wirkung: Dehnt die Gesäßmuskulatur.

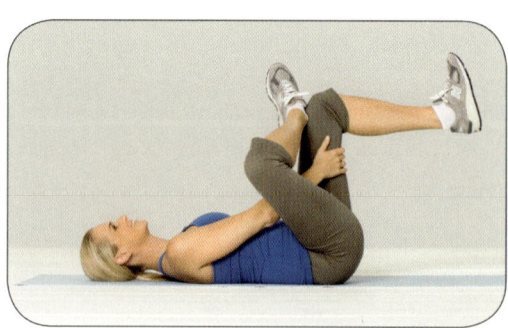

Für Beine und Po: Bein- und Hüftstretch

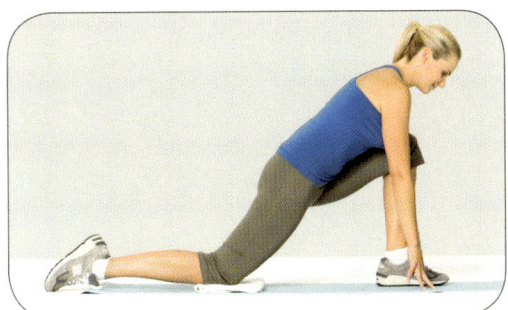

Für Einsteiger

- Start: Aus dem Kniestand das linke Bein in einem 90-Grad-Winkel nach vorn aufstellen, sodass sich das Kniegelenk direkt über dem Fußgelenk befindet, und mit den Armen neben dem linken Fuß abstützen. Bewegen Sie den rechten Unterschenkel so weit nach hinten, bis Sie einen Zug in der Leiste spüren. Der hintere Fuß ist abgelegt.
- Ausatmen: Jetzt die rechte Hüfte aktiv nach vorn unten schieben.
- Ein- und ausatmen: 10 bis 15 Sekunden lang halten, dann das Bein wechseln.
- 2 bis 3 Mal wiederholen.

Tipp: Zusätzlich entspannen: doppelt so lange aus- wie einatmen.

Für Fortgeschrittene

- Start: Ausfallschritt. Knie- und Fußgelenk sind direkt übereinander. Das hintere Bein ist gestreckt, die Ferse vom Boden gelöst.
- Ausatmen: Bringen Sie die rechte Hüfte weiter nach vorn unten, sodass sich der Zug verstärkt. Gleichzeitig führen Sie den rechten Arm gestreckt nach oben, der Daumen zeigt nach hinten. Mit geradem Rücken ganz lang machen.
- Ein- und ausatmen: 10 bis 15 Sekunden lang halten.
- 2 bis 3 Mal pro Seite wiederholen.

Tipp: Po anspannen, um das Becken zu fixieren und intensiver zu dehnen.

Wirkung: Dehnt die Hüftbeugemuskulatur, verbessert die Hüftstreckung.

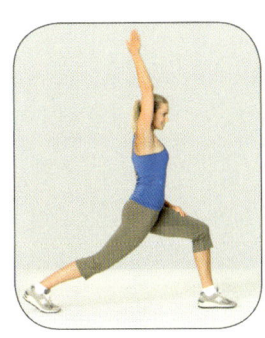

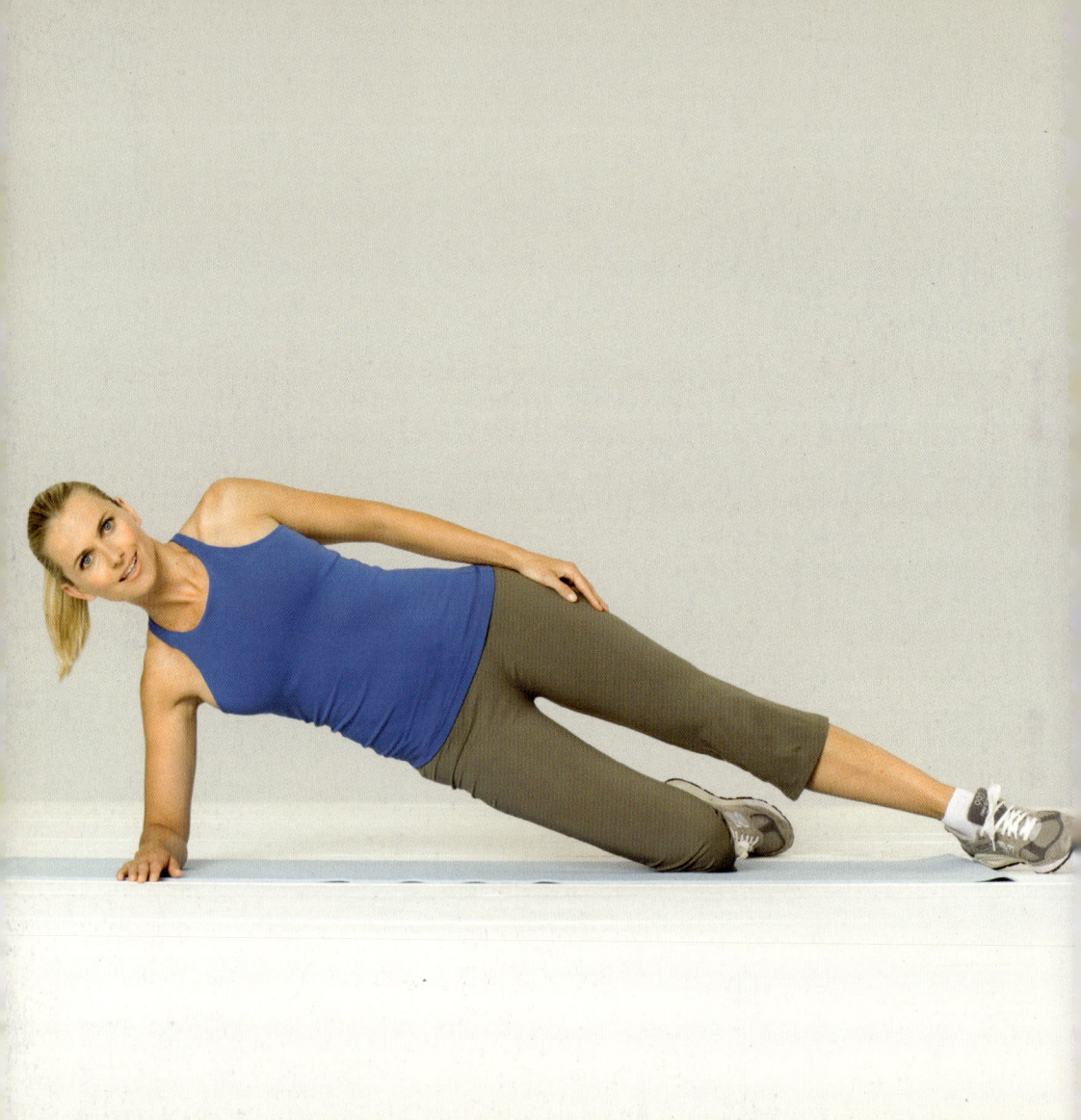

Work-outs

Nie wieder Rückenschmerzen – aber nur mit Training!
Dabei brauchen Sie gar nicht viel Zeit zu investieren,
um Ihren Rücken fit zu halten.
Schon zwei Trainingseinheiten pro Woche genügen.
Wählen Sie aus den folgenden Work-outs zwei aus,
die Sie nach ein paar Wochen mit den
anderen Programmen im Wechsel ausführen,
oder stellen Sie sich Ihr eigenes Training zusammen.

Work-outs

Nie wieder Rückenschmerzen
Das komplette Basisprogramm für Einsteiger.

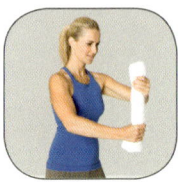
1. Kraftzug 1 (2 x 12 bis 15)

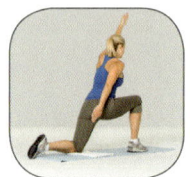
2. Backside 1 (2 x 10 bis 12)

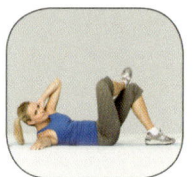
3. Schräger Crunch 1 (2 x 15)

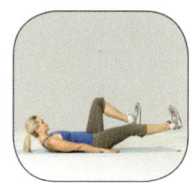
4. Käfer 1 (2 x 30 Sek.)

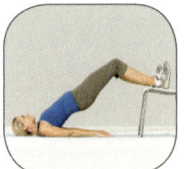
5. Beckenlift 1 (2 x 12 Sek.)

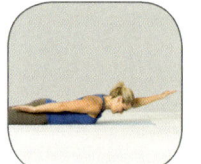
6. Diagonales Strecken 1 (2 x 10 bis 12)

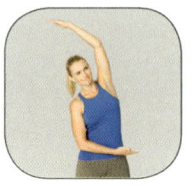
7. Seitenstretch 1 (2 x 20 Sek.)

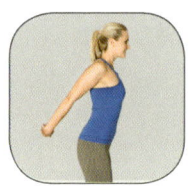
8. Brustöffner 1 (2 x 20 Sek.)

> **Weg frei für einen aufrechten Rücken**
> Für eine aufrechte Haltung sind jene Muskeln entscheidend, die unsere Schulterblätter fixieren. Zusätzlich müssen die Brustmuskeln gedehnt werden, damit sich der Rücken aufrichtet.

1 = Übung für Einsteiger, 2 = Übung für Fortgeschrittene

Starke Muskeln – stabiles Rückgrat
Das volle Programm in Muße für zu Hause.

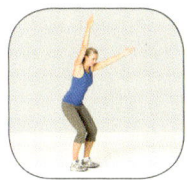

1. Backside 2
   (2 x 30 Sek.)

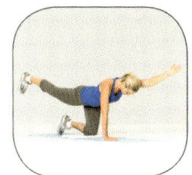

2. Vierfüßler 2
   (2 x 10)

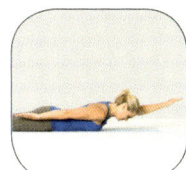

3. Diagonales Strecken 1
   (2 x 30 Sek.)

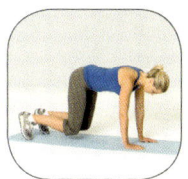

4. Knieheber 1
   (2 x 10 Sek.)

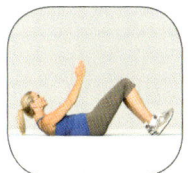

5. Bauchstraff 2
   (2 x 15)

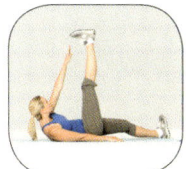

6. Crossmove 1
   (1 x 12)

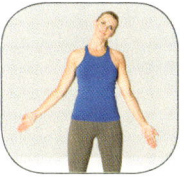

7. Schultern und Nacken entspannen 2
   (2 x 15 Sek.)

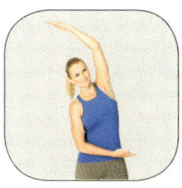

8. Seitenstretch 1
   (2 x 15 Sek.)

1 = Übung für Einsteiger, 2 = Übung für Fortgeschrittene

Starker Rücken – gute Figur
Der ideale Mix aus Rücken-, Bauch-, Beine- und Poübungen.

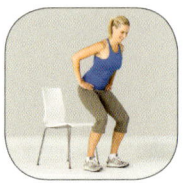

1. Beinkraft 1
(2 x 15)

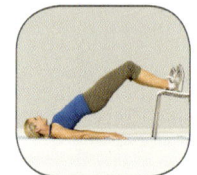

2. Beckenlift 1
(2 x 12)

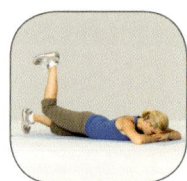

3. Leglift 1
(2 x 20)

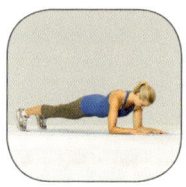

4. Powerstütz 1
(2 x 15 Sek.)

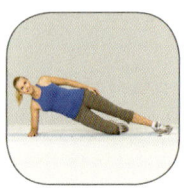

5. Taillenformer 1
(2 x 15 Sek.)

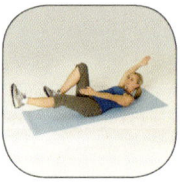

6. Käfer 2
(2 x 20 Sek.)

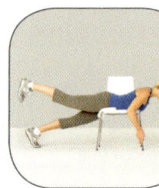

7. Rückenstrecker 1
(2 x 10)

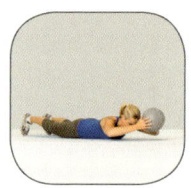

8. Rückenluxus 2
(2 x 10)

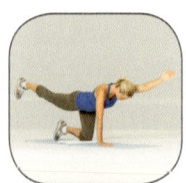

9. Vierfüßler 2
(2 x 10)

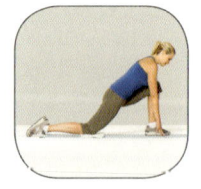

10. Bein- und Hüftstretch 1 (2 x 15 Sek.)

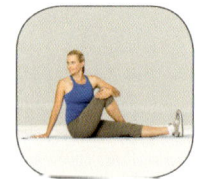

11. Schraube 1
(2 x 15 Sek.)

1 = Übung für Einsteiger, 2 = Übung für Fortgeschrittene

Das Lifestyle-Programm – Quick & Easy
Trainieren Sie überall und jederzeit!

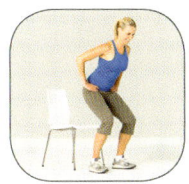
1. Beinkraft 1
(2 x 20)

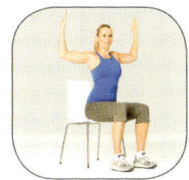
2. Adler 1
(4 x 12 Sek.)

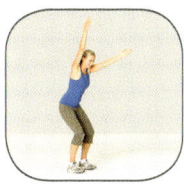
3. Backside 2
(2 x 20 Sek.)

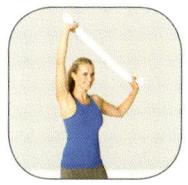
4. Kraftzug 2
(2 x 60 Sek.)

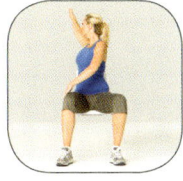
5. Schraube 2
(2 x 8)

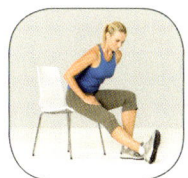
6. Hamstringstretch 2
(2 x 15 Sek.)

> **Für ein gutes Körpergefühl**
> Absolvieren Sie das Training 2 bis 3 Mal pro Woche. Investieren Sie an den übrigen Tagen ein paar Minuten – schon zwei ausgewählte Übungen nach dem Aufstehen können das gute Körpergefühl fest in den Alltag verankern.

1 = Übung für Einsteiger, 2 = Übung für Fortgeschrittene

Bester Rückhalt
Die Top-Übungen für Ihre Rumpfmuskulatur.

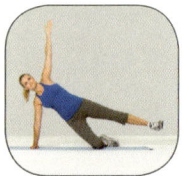
1. Taillenformer 2 (2 x 10 Sek.)

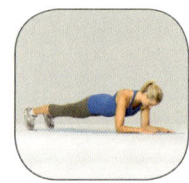
2. Powerstütz 1 (2 x 10 Sek.)

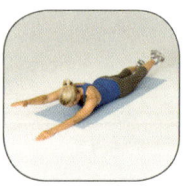
3. Diagonales Strecken 2 (2 x 8)

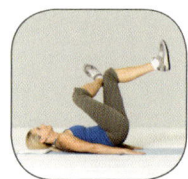
4. Beckenheben 1 (2 x 8)

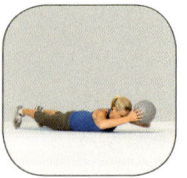
5. Rückenluxus 2 (2 x 8)

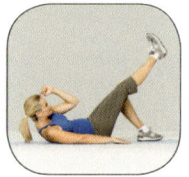
6. Crossmove 2 (2 x 15)

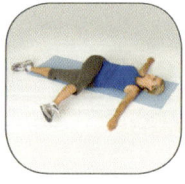
7. Kniedreh 1 (1 x 10)

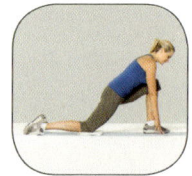
8. Bein- und Hüftstretch 1 (2 x 15 Sek.)

> **Gegen Rückenschmerzen**
> Nicht nur der Rücken, auch die Bauchmuskulatur muss gestärkt sein, um Rückenschmerzen vorzubeugen. Beide Muskelgruppen bilden als Antagonisten ein funktionelles Stützkorsett.

1 = Übung für Einsteiger, 2 = Übung für Fortgeschrittene

Work-outs

Volle Kraft fürs Kreuz
Ein anspruchsvolles Programm für Fortgeschrittene.

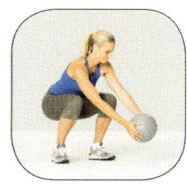

1. Beinkraft 2
   (2 x 8)

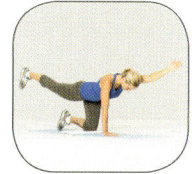

2. Vierfüßler 2
   (2 x 8)

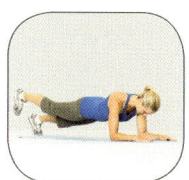

3. Powerstütz 2
   (2 x 6)

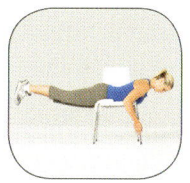

4. Rückenstrecker 2
   (2 x 8)

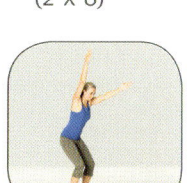

5. Backside 2
   (2 x 6)

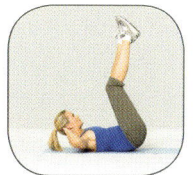

6. Beckenheben 2
   (2 x 8)

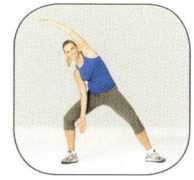

7. Seitenstretch 2
   (2 x 15 Sek.)

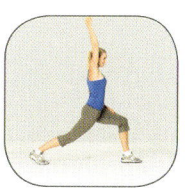

8. Bein- und Hüftstretch 2
   (3 x 15 Sek.)

1 = Übung für Einsteiger, 2 = Übung für Fortgeschrittene

Impressum

© 2011 by Südwest Verlag,
einem Unternehmen der Verlagsgruppe
Random House GmbH, 81673 München

Alle Rechte vorbehalten. Vollständige oder auszugsweise Reproduktion, gleich welcher Form (Fotokopie, Mikrofilm, elektronische Datenverarbeitung oder durch andere Verfahren), Vervielfältigung, Weitergabe von Vervielfältigungen nur mit schriftlicher Genehmigung des Verlags.

Hinweis: Das vorliegende Buch ist sorgfältig erarbeitet worden. Dennoch erfolgen alle Angaben ohne Gewähr. Weder Autor noch Verlag können für eventuelle Nachteile oder Schäden, die aus den im Buch gegebenen Hinweisen resultieren, eine Haftung übernehmen.

Wichtiger Hinweis: Die hier vorgestellten Übungen setzen einen beschwerdefreien Rücken voraus. Wenn Sie unter akuten Rückenschmerzen leiden, sprechen Sie vorher mit Ihrem Arzt, welche Übungen für Sie geeignet sind.

Wir danken yogishop.com für die freundliche Unterstützung der Fotoproduktion.

Redaktionsleitung: Silke Kirsch
Projektleitung: Esther Szolnoki
Lektorat: Birgit Dauenhauer, Regensburg
Umschlaggestaltung und -konzeption:
Katja Muggli, München, unter Verwendung von Fotos von Emely, München
Layoutkonzeption: Katja Muggli, München
Bildredaktion und Leitung der Fotoproduktion: Sabine Kestler
Fotografie: Emely photography, München
Bildnachweis: Südwest Verlag München: S. 6 (B. Büchner), S. 7 (N. Gotovac)
Satz und Produktion: Katja Muggli, München
Litho: Artilitho snc, Lavis (Trento)
Druck und Verarbeitung: Těšínská tiskárna, Český Těšín
Printed in the Czech Republic

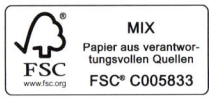

Verlagsgruppe Random House FSC-DEU-0100
Das für diesen Titel verwendete
FSC®-zertifizierte Papier *Profisilk* wurde
produziert von Sappi Alfeld.

ISBN 978-3-517-08675-0
817 2635 4453 6271